Te $\frac{123}{212}$

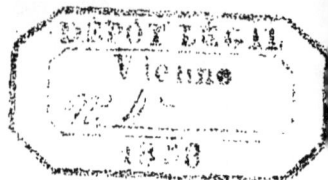

TREIZE ANNÉES DE PRATIQUE

A LA

MATERNITÉ DE POITIERS

OU COMPTE RENDU STATISTIQUE

DES PRINCIPAUX FAITS QUI SE SONT PASSÉS PENDANT CE TEMPS

DANS CET ÉTABLISSEMENT

PAR D.-N. BONNET,

Docteur en Médecine
Professeur des Cours d'accouchement à l'École de médecine de Poitiers
et à la Maternité de la même ville
Membre correspondant de l'Académie impériale de médecine
Médecin de l'Hôtel-Dieu.

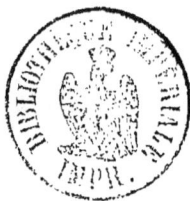

POITIERS

IMPRIMERIE DE HENRI OUDIN,

rue de l'Eperon, 4.

1857

TREIZE ANNÉES DE PRATIQUE

A LA

MATERNITÉ DE POITIERS

OU COMPTE RENDU STATISTIQUE

DES PRINCIPAUX FAITS QUI SE SONT PASSÉS PENDANT CE TEMPS

DANS CET ÉTABLISSEMENT

———◇◇◇———

Il existait depuis longtemps à Poitiers une maison de refuge où les filles-mères et les femmes mariées pauvres pouvaient venir faire leurs couches, y trouver les soins, les secours indispensables dont la femme doit être entourée dans un moment si critique pour elle. Mais placée dans l'une des divisions de la prison départementale, cette seule circonstance suffisait pour éloigner les unes et les autres ; les portes ne s'ouvraient qu'à la demande de quelques filles poussées par le dénûment et la misère la plus absolue.

Depuis longtemps, l'Ecole de médecine, qui voyait là une source féconde pour l'instruction de ses élèves perdue pour eux, demandait en vain à les y conduire pour les faire profiter de l'expérience des faits qui s'y passaient et sanctionner par la pratique les principes de son enseignement théorique, trop souvent stérile sans elle, en pareille matière. Les règlements et la surveillance si nécessaires dans un tel établissement opposaient sans cesse leur apparente inflexibilité à nos vœux. En 1840, lorsque les écoles de médecine furent réorganisées, M. *Orfila*, par une démarche auprès du préfet d'alors, put vaincre toutes les difficultés, faire ouvrir cette source si précieuse d'enseignement ; puis, en 1843, sur l'initiative d'un préfet éclairé, M. D'Imbert de Mazère, le Conseil général acheta une maison, communiquant par les jardins avec l'Hôtel-Dieu, pour y fonder une Maternité. C'est donc le compte rendu de ce qui s'y est passé depuis le 1er janvier 1844 jusqu'au premier jour de 1857, c'est-à-dire dans 13 ans, que je publie aujourd'hui.

A une époque peu éloignée, il y a moins d'un quart de siècle, combien devenaient docteurs sans avoir *vu faire* un seul accouchement! et moi-même, quoique placé dans une position favorable, pendant quatre années d'internat à Paris, je n'en ai vu faire que *trois* (dans un cours particulier) et pratiqué *un seul* dans un hôpital. Il n'est pas aujourd'hui un étudiant sortant de notre école, ou un officier de santé allant exercer son art, qui n'en ait pratiqué une trentaine s'il l'a voulu, quelquefois même appliqué le forceps ou fait une version sous ma direction. La suite de ce travail prouvera quelle mine féconde l'autorité a créée pour l'instruction des jeunes générations médicales ; qu'elle a placé une sage-femme expérimentée, et au besoin un médecin éclairé et habile auprès de chaque femme qui accouche.

Les femmes ne sont admises à la Maternité que quand elles ont huit mois faits, et doivent en sortir douze jours après leurs couches, autant que le permet leur position.

Des accouchements distribués par mois.

Sur 733 accouchements à terme qui ont eu lieu à la

Maternité, ils se placent dans l'ordre suivant par rapport à leur fréquence, suivant les mois où ils ont eu lieu.

Février.	 89	Avril.	. . . . . .	59
Janvier.	 85	Décembre..	. . . .	56
Mai..	 70	Août.	. . . . .	48
Novembre.	. . . 68	Septembre.	. . .	47
Octobre.	 64	Juin.	. . . . . .	44
Mars.	 62	Juillet.	. . . . . .	41

De tous les êtres organisés, l'homme est le seul qui puisse se renouveler sous toutes les latitudes et dans quelque condition où il puisse se trouver placé. Quoique soustrait à cette loi générale qui fait que chaque espèce ne se reproduit qu'à des époques toujours les mêmes et dans des conditions bien déterminées, il n'en est pas moins vrai qu'il y a des époques de l'année où cette faculté, pour lui comme chez les animaux, devient plus impérieuse et plus active.

Ce relevé démontre que le plus grand nombre des accouchements se faisant dans les mois de février, janvier, mai, et le plus petit nombre dans ceux de juillet, juin, septembre, c'est dans les mois de mai, avril, août que l'aptitude à la fécondation est le plus développée, tandis que c'est dans ceux d'octobre, septembre, décembre qu'elle est le moins active. Quant aux avortements au nombre de 49, leur plus grande fréquence a été dans les mois de mars, mai, novembre.

Des accouchements distribués par âge.

De 15 à 20 ans, — 76 accouchements,
De 20 à 25 — 306 —
De 25 à 30 — 243 —

De 30 à 35	— 84	—
De 35 à 40	— 59	—
De 40 à 45	— 10	—
De 45 à 50	— 4	—

Ce tableau comprend le relevé de tous les accouchements qui ont eu lieu à la Maternité avant ou à terme, au nombre de 782.

Fréquence des accouchements distribués par profession.

Domestiques. . . .	575	(De la campagne 104; de la ville 174). Différents départements ont envoyé 83 femmes accoucher à la Maternité.)
Journalières. . . .	61	
Ouvrières.	82	
Filles publiques. . .	34	
Marchandes. . . .	5	
Venant de la prison.	2	
Mendiantes. . . .	3	
Infirmières. . . .	3	
Comédiennes. . .	3	
Sans profession ou ne l'ayant pas fait connaître.	14	

1er TABLEAU.

NOMBRE DES ACCOUCHEMENTS DANS LES 13 ANNÉES 1844 A 1856 INCLUSIVEMENT.		
Des filles-mères.	Des femmes mariées.	TOTAL.
Majeures. . . . 579	71	
Mineures. . . . 132		
711	71	782 (1)

(1) En 1855 il y eut à Paris une réunion de savants, venus de toutes les

On voit par ce premier tableau que des 782 femmes qui ont accouché à la Maternité, 711 étaient filles, 71 étaient mariées. — Parmi les filles, 579 étaient majeures, — 132 étaient mineures.

Il en ressort que ce n'est pas dans le premier âge des passions, à l'époque où elles sont plus vives, plus entraînantes et où elles s'emparent de la femme moins expérimentée, moins en garde contre leur séduction, que les filles sont plus exposées, mais à un âge plus avancé, de 21 à 30; les professions rapprochées des âges peuvent servir à nous rendre compte de cette différence et à nous éclairer sur la cause qui conduit à un tel résultat.

Ce sont les filles de la campagne (domestiques et journalières réunies, 636 sur 782) qui fournissent à la Maternité le contingent le plus nombreux des filles-mères. Ce qui prouverait que la moralité y est peut-être moins grande qu'à la ville, s'il n'était pas d'observation que les filles des villes vont chercher ailleurs qu'à la Maternité un refuge contre leur faute. Ce sont donc les domestiques (575 sur 782) qui viennent en plus grand nombre cacher leur désordre dans l'établissement. Il est rare de voir les filles qui se gagent quitter le toit paternel avant 20 ans. Quand vers cet âge elles entrent en condition, comme elles disent, alors livrées à elles-mêmes, moins surveillées, éloi-

régions du monde, qui, dans un congrès de statistique internationale, arrêtèrent des bases uniformes pour des renseignements à recueillir sur les différentes questions intéressant les Etats. Depuis cette époque, le Ministre du commerce envoie chaque année des tableaux, dressés sur un modèle uniforme, aux médecins des Maternités de France. C'est sur ces modèles, qui ne laissent rien à désirer sur ce qu'il importe de recueillir dans ces établissements, que j'ai copié ceux qui servent de base à mon travail.

gnées de leur famille, elles sont beaucoup plus exposées à des écarts de morale. Aussi ne voyons-nous dans ce tableau que 132 filles mineures contre 579 majeures arriver à la Maternité. Si la funeste tendance qui porte aujourd'hui les hommes à quitter les travaux des champs pour aller au loin chercher un salaire plus élevé ou un travail moins rude, les démoralise en développant des goûts, des penchants qu'ils ne peuvent toujours satisfaire, nous voyons cette même tendance à quitter la surveillance maternelle, entraîner chez les filles des résultats plus funestes encore, par une démoralisation plus profonde et la perte de leur honneur.

Au second rang viennent les ouvrières de diverses professions (82 sur 782). Celles-ci appartiennent toutes aux villes et viennent en aussi petit nombre par le motif que je viens de dire plus haut.

Les prostituées ne figurent sur le tableau que pour un nombre très-minime (34 sur 782). Il est d'observation que chez ces sortes de femmes la grossesse est rare. La théorie de l'ovulation, aujourd'hui hors de contestation, permet de se rendre compte de ce résultat. La multiplicité des rapports sexuels, les excès troublent le développement régulier des vésicules ovariennes, entraînent leur rupture ou la chute des ovules avant leur complète maturité ; en sorte qu'à leur arrivée dans les trompes, elles ne sont plus dans les conditions physiologiques nécessaires pour une fécondation régulière.

2e TABLEAU.

NOMBRE TOTAL DES ENFANTS PROVENANT DE CES ACCOUCHEMENTS.				
Des filles–mères.		Des femmes mariées.		TOTAL.
Garçons	Filles.	Garçons	Filles.	
318	271	36	35	
76	55			
393	326	36	35	790

Majeures. . . . .
Mineures. . . . .

Les accouchements doubles ont élevé le nombre des enfants qui en sont nés à 790. 429 garçons contre 361 filles. C'est donc 68 garçons de plus que de filles ; c'est-à-dire un peu plus d'un sixième en faveur des garçons. Ce résultat inattendu, puisque les statistiques des naissances donnent 16 garçons contre 15 filles, est d'autant plus remarquable que la proportion plus grande des garçons n'a eu lieu que dans neuf des treize années qui servent de base à ce travail, et que dans les quatre autres, le nombre des naissances de filles a prédominé. Toutefois, il est bon de remarquer cependant que chez les femmes mariées le nombre d'enfants des deux sexes est à peu près égal, puisqu'il y a 36 garçons contre 35 filles.

Les grossesses doubles n'ont pas été très-fréquentes, puisque sur 782, il n'y en a eu que 8. M. *Cazeaux* (*Traité de l'art des accouchements*) dit qu'elles sont assez fréquentes, une sur 70 ou 80. D'après les relevés de Mme *Lachapelle*, il y en aurait une sur 92. Ce relevé se rapproche davantage de celui de Mme *Lachapelle* et porte la proportion à près d'un centième.

Ces grossesses doubles n'ont donné lieu à aucune rema
que particulière. Tout du côté de la mère comme du côt
des enfants s'est passé dans l'ordre le plus simple et le plu
naturel.

3e TABLEAU.

ACCOUCHEMENTS

SIMPLES.				DOUBLES ET TRIPLES.				TOTAL des ENFANTS NÉS.	
ENFANTS NÉS				ENFANTS NÉS					
VIVANTS		MORTS		VIVANTS		MORTS			
Garçons.	Filles	Garçons	Filles	Garçons.	Filles	Garçons.	Filles	Vivants.	Morts
390	331	28	25	9	6	1	0	736	54

Les 782 accouchements de la Maternité ont donné nai
sance à 790 enfants. Sur ce nombre, 399 garçons sont né
vivants et 29 sont nés morts ou sont morts dans un temp
assez rapproché de l'accouchement pour faire croire que l
travail et les accidents qui ont pu survenir pendant son év
lution, n'ont pas été étrangers à ce résultat. 337 filles so
nées vivantes, et 25 seulement sont nées mortes. Les enfan
morts en naissant sont donc relativement à ceux qui o
vécu, dans la proportion d'un quatorzième pour les garçon
et d'un treizième et demi pour les filles. Proportion q
semble énorme au premier abord ; mais qui cesse d'éton
ner quand on réfléchit sur quels éléments portent ces re
cherches. La misère à laquelle sont vouées ces fille
pendant le cours de leur grossesse, surtout dans les der

niers mois où elles sont chassées de leur position aussitôt que leur état se révèle aux yeux ; la nécessité de se serrer, de comprimer le ventre, pour retarder le plus longtemps possible le moment critique, et, quelquefois aussi, les manœuvres ou les maladies des mères, causes qui agissent toutes sur l'enfant, expliquent surabondamment cette mortalité.

Quelques auteurs ont avancé qu'il mourait plus d'enfants pendant le premier accouchement que dans les suivants. On a voulu expliquer le fait en disant que la plus grande durée du travail chez les primipares était une cause de mortalité plus fréquente dans un premier accouchement que dans ceux qui suivent. Cette dernière opinion, conçue à *priori*, n'est pas justifiée par notre statistique, car nos recherches démontrent, comme on peut le voir par le tableau n° 7, que la durée moyenne du travail chez les primipares est de 12 heures 45 minutes pour les accouchements des garçons comme des filles ; pendant qu'elle est de 10 heures pour les garçons et 9 heures 20 minutes pour les filles, chez celles qui accouchent pour la deuxième fois. Différence qui n'est pas assez sensible pour servir d'étai à la théorie mise en avant. Le défaut de dilatation antérieure des organes me semble plus nécessairement produire ce résultat.

On a avancé aussi qu'il mourait plus de garçons en naissant que de filles, et pour expliquer ce fait on a prétendu que la tête d'un garçon étant plus volumineuse que celle d'une fille devait éprouver plus de difficulté à être expulsée : de là retard et mort. La statistique vient encore donner un démenti à cette explication. Nous y reviendrons à l'occasion du tableau n° 6.

4e TABLEAU.

NAISSANCES DE JOUR ET DE NUIT DISTRIBUÉES DE TROIS HEURES EN TROIS HEURES.																	
De minuit à 3 h. du matin.		De 3 à 6 h.		De 6 à 9 h.		De 9 h. à midi.		De midi à 3 h. du soir.		De 3 à 6 h.		De 6 à 9 h.		De 9 h. à minuit.		TOTAL PAR SEXE.	TOTAL GÉNÉRAL.
G.	F.	G.	F.	G.	F.	G.	F.	G.	F.	G.	F.	G.	F.	G.	F.	G. F.	
10	8	10	13	12	7	9	7	10	7	11	13	15	12	14	5	91 73	163

(Ce tableau ne comprend que les accouchements des deux dernières années qui ont eu lieu à la Maternité, parce quo antériourement je n'avais pas tenu note de l'heure précise de l'accouchement, mais seulement de sa durée. C'est pour me conformer aux statistiques demandées par l'État que j'ai commencé d'en tenir compte en 1855 et 1856.)

En prenant pour le jour le temps qui s'écoule de six heures du matin à six heures du soir, alors on arrive aux résultats suivants :

Enfants nés de jour, 77 :
Garçons, 44 ; filles, 33.
Enfants nés de nuit, 86 :
Garçons, 48 ; filles, 38.

Total 163, nombre des enfants portés dans le tableau précédent.

L'influence des périodes de jour et de nuit sur les naissances est loin d'avoir échappé à l'observation. De tout temps il a été de remarque qu'il naissait un plus grand nombre d'enfants à certaines heures qu'à d'autres. Mais de ces données vagues et générales à des indications précises il y avait loin. La science compte quelques recherches faites dans le but d'approcher le plus possible de la précision : celles de *M. Ranken*, qui portent sur 890 naissances dont il a noté l'heure avec précision ; celles de *M. Quetelet*, faites à la Maternité de Bruxelles, au nombre de 2680 ; celles de *M. Casper*, de la Maternité de Berlin, au nombre de 809. Mais ces recherches reposant toutes sur des bases différentes, elles perdent, par cela seul, une grande partie de leur valeur.

Il résulte de l'analyse du tableau 4, que de 6 heures à 9 heures du soir, de 9 heures à minuit, de minuit à 3 heures du matin, et de 3 à 6 heures, temps que l'on doit considérer dans nos contrées comme répondant à la nuit, il est né 87 enfants :

Garçons, 49 ; filles, 38.

Tandis que dans la période diurne correspondante, il n'en est né que 76 :

Garçons, 44; filles 33.

Le maximum des naissances a eu lieu de 6 à 9 heures du soir (27), et de 3 à 6 heures du matin (23) ; et le minimum, de 9 heures du matin à midi (16), et de midi à 3 heures (17).

En distribuant ces naissances par périodes de six heures on arrive au même résultat.

De 6 heures du soir à minuit. 46
De minuit à 6 heures du matin. 41
De 6 heures du matin à midi. 35
De midi à six heures du soir. 41

Les recherches de *M. Casper* prouvent que ces différences ne tiennent ni au sexe, ni au développement complet ou incomplet de l'enfant, ni à la primiparité, ni à la forme naturelle ou artificielle du travail. Tout rend probable que c'est dans la révolution solaire, dans l'influence qui lui appartient que se trouve l'explication de ce curieux phénomène.

Mais la naissance de l'enfant, sa séparation complète d'avec sa mère, l'*accouchement*, en un mot, n'est pas un acte aussi simple qu'on peut le croire. C'est un acte très-complexe, dans lequel il entre une foule d'éléments qui ne sont pas sous l'influence d'une loi naturelle. Ainsi l'étroitesse du bassin, la rigidité des parties, les accidents, etc., etc., peuvent prolonger la durée du travail, et porter la naissance de l'enfant à une heure bien différente de celle où il serait né si l'accouchement eût été naturel. Pour plus d'exactitude, ce sont donc les périodes du jour où commence le travail et non celles où il finit qu'il importe de contrôler. C'est ce que j'ai fait dans le tableau suivant pour les accouchements de 1855 et 1856.

5e TABLEAU.

INDIQUANT LE COMMENCEMENT DE L'ACCOUCHEMENT DIVISÉ PAR PÉRIODE DE TROIS HEURES.																	
De minuit à 3 h. du matin.		De 3 à 6 h.		De 6 à 9 h.		De 9 h. à midi.		De midi à 3 h. du soir.		De 3 à 6 h.		De 6 à 9 h.		De 9 h. à minuit.		TOTAL PAR SEXE.	TOTAL GÉNÉRAL.
G.	F.	G.	F.	G.	F.	G.	F.	G.	F.	G.	F.	G.	F.	G.	F.	G. F.	
15	8	9	10	4	8	10	8	14	7	12	10	9	9	13	3	86 73	159

On voit par ce tableau que c'est de 9 heures du soir à

minuit (26) et de minuit à 3 heures du matin (23) que le plus grand nombre des accouchements a commencé, tandis que le début du plus petit nombre a été de 6 à 9 heures du matin (12), et de 6 à 9 heures du soir (18). Le nombre des accouchements commencés dans la période de nuit est plus considérable, 86 (46 de garçons, 40 de filles), que ceux qui ont débuté dans la période diurne, 73 (40 de garçons, 33 de filles).

Distribués par périodes de six heures, ils donnent le résultat suivant :

De 6 heures du soir à minuit. . .	44
De minuit à 6 heures du matin. .	42
De 6 heures du matin à midi. . .	30
De midi à 6 heures du soir. . . .	43

En comparant ces deux tableaux, j'arrive à ce singulier résultat, contraire à celui obtenu par M. *Casper*, à Berlin, que le nombre des accouchements commencés la nuit, est égal au nombre des délivrances qui ont eu lieu également la nuit. La différence des deux tableaux 163 et 159 tient uniquement à ce que j'ai négligé quelques avortements de trois à cinq mois.

M. *Casper* était arrivé à constater un autre fait curieux : c'est que toutes les fois que le travail commençait le jour, il y avait de grandes chances pour que l'enfant appartînt au sexe masculin. Mes relevés ne conduisent pas à ce résultat; car, dans la période de 6 heures du matin à 6 heures du soir, il n'est né que 40 garçons, tandis qu'il en est né 46 dans la période nocturne suivante. Pour les filles il en est de même : 33 sont nées dans la période diurne, 40 dans la période nocturne.

Mais, comme dans la statistique de Berlin, il résulte de mes relevés pris sur les 159 accouchements, que dans les naissances où les douleurs ont commencé le jour, la durée moyenne du travail a été plus longue que lorsqu'elles ont commencé la nuit : *onze heures deux minutes* pour les premières ; *neuf heures sept minutes* pour les secondes ; ce qui vient corroborer cette idée énoncée plus haut, que c'est dans la révolution solaire, dans l'influence inconnue qui lui appartient, que se trouve la raison de ce phénomène.

Autre question.

Les accouchements commencés pendant le jour, fournissent-ils plus d'enfants mort-nés que ceux dont le travail commence la nuit?...

Je n'ai pu recueillir que seize faits pour répondre à cette question posée par l'accoucheur de Berlin, parce que je n'ai trouvé de note précise sur les registres de la Maternité, où le début du travail était noté, que pour seize enfants morts. Répartis en périodes de six heures, voici ce que je trouve :

De 6 heures du soir à minuit. . . . 6
De minuit à 6 heures du matin. . . 3
De 6 heures du matin à midi. . . . 4
De midi à 6 heures du soir. . . . 3

On voit que pour les enfants mort-nés comme pour les naissances d'enfants vivants, la plus grande proportion correspond à la période comprise entre 6 heures du soir et minuit, et le minimum entre midi et 6 heures du soir.

6e TABLEAU.

Nombre de ces mères accouchant pour la		SEXE DES ENFANTS D'APRÈS LE NOMBRE D'ACCOUCHEMENTS ANTÉRIEURS DES MÈRES.			
		Garçons.	Filles.	TOTAUX.	OBSERVA-TIONS.
1re fois. . . .	485	280	213	493	
2e fois . . .	220	114	106	220	
3e fois. . . .	40	18	22	40	
4e fois. . . .	37	17	20	37	
	782	429	361	790	

Le nombre des garçons nés à la Maternité dans ces treize années est plus considérable que celui des filles, 68 garçons de plus que de filles ; ce qui est contraire aux relevés publiés en France, qui donnent 1/16 en faveur des garçons. Il est donc né 1/6 et une fraction de plus de garçons que de filles. Mais ce qu'il y a de plus remarquable, c'est que chez les femmes qui accouchaient pour *la 3e ou la 4e fois*, la proportion des naissances de filles l'emportait sur celles des garçons, 42 filles contre 35 garçons. Tandis que chez les *primipares* les naissances de garçons l'emportent considérablement sur celles des filles, 280 garçons contre 213 filles. C'est un quart de plus en faveur des garçons. Chez celles qui accouchent pour la *deuxième fois* la proportion décroît d'une manière énorme ; puisque nous trouvons 114 garçons et 106 filles. La proportion n'est plus que d'un quatorzième en faveur des premiers.

Ce relevé tend à prouver d'une manière générale, que le nombre des naissances de filles s'accroît de plus en plus

avec la multiplicité des grossesses. Résultat inattendu et
que les statistiques portant sur un très-grand nombre de
faits, divisés par série de 1ʳᵉ, 2ᵉ, 3ᵉ, etc. d'accouchements,
et non étudiés en bloc, pourront seules confirmer ou infirmer.

7ᵉ TABLEAU.

ÉTAT CIVIL DES MÈRES.	DÉCÈS D'ENFANTS.							
	NOMBRE DES ENFANTS						TOTAL des ENFANTS.	
	Présumés morts avant l'accouchement.		Morts pendant l'accouchement.		Morts après l'accouchement.			
	Garçons.	Filles	Garçons.	Filles	Garçons.	Filles	Garçons.	Filles
Filles-mères.	13	10	8	5	6	5	27	20
Femmes mariées. . .	3	3	0	0	0	1	3	4

1. *Présumés morts avant l'accouchement.*—Sur les 790 enfants nés à la Maternité, 54 sont nés morts. Sur ce nombre, plus de la moitié, 29, étaient morts avant de naître.
Sur les 29 enfants, 2 seulement sont nés à terme, et les
17 autres n'avaient pu parcourir toute la période de leur
vie intra-utérine. — 14 de ces 29 enfants étaient putréfiés
depuis plusieurs jours dans le sein de leur mère quand ils
sont nés, et sur ces 14 putréfiés, 9 appartenaient au sexe
féminin, (près des deux tiers) comme si une énergie, une
vitalité moins prononcée était l'attribut des femmes, dès
le sein de la mère. — Quatre des mères étaient infiltrées.
—Trois étaient en traitement dans la salle des vénérienne·s

Voici donc 21 enfants sur 29 dont la mort avant l'accouchement peut être facilement expliquée. Mais je n'ai pu trouver de notes assez précises pour me rendre compte de la mort des huit autres restant.

2. *Morts pendant l'accouchement.* — Treize enfants ont succombé pendant le travail. L'un d'eux, monstrueux, pourrait être rejeté dans la classe des mort-nés; mais, comme il avait un frère jumeau né vivant en même temps que lui, j'ai cru devoir le conserver dans cette classe. Deux ont succombé dans le cours du travail pendant les crises d'éclampsie dont avaient été prises les mères. — Trois sont morts par la compression du cordon qui faisait procidence, et dont par des motifs que nous expliquerons plus loin, on n'a pu empêcher la mort. — Un avait le cordon trop court (22 centim.), ce qui avait produit une hémorrhagie par décollement du placenta compliquée d'un resserrement de l'orifice du col utérin provoqué par du seigle ergoté. — Deux ont succombé à la suite d'hémorrhagie pendant le cours du travail, trois pendant la version, quoiqu'elles eussent été rapidement exécutées, dont deux pour des enfants de huit mois, et une compliquée de chute du cordon. — Un est mort parce que le mouvement de rotation de la tête avait porté l'occiput ou arrière, ce qui avait prolongé le travail, et que son cordon était enroulé autour du cou et assez serré.

3. *Morts après l'accouchement.* Pour rendre plus précises les réponses à ce chapitre, j'ai considéré comme morts après l'accouchement tous les enfants qui ont succombé dans les 48 heures de leur naissance.—Six de ces enfants, la moitié, n'étaient pas à terme.—Un avait un spinabifida, il a survécu deux jours.—Un autre a succombé dans le même espace de temps.—Un avait nécessité l'application du for-

ceps. — Un dernier, né demi-asphyxié d'une mère infiltrée, et rappelé à la vie, a fini par s'éteindre quatre heures plus tard. — Un est né d'une mère infiltrée, albuminurique, qui mourut elle-même d'un érysipèle phlegmoneux quelques jours après. — Un autre est né mort d'une mère atteinte d'une fièvre typhoïde qui y succomba elle-même huit jours après. Enfin, l'enfant né d'une mère phthisique au 3ᵉ degré, a succombé peu d'heures après sa naissance, et sa mère huit jours après sa couche.

Parmi ces enfants nés morts ou mourants, et dont j'ai fait l'autopsie, deux méritent de fixer l'attention. L'un, né à terme, est mort en naissant, d'une fille qui avait été prise d'attaques répétées d'éclampsie. A l'autopsie, faite vingt-quatre heures après la mort, j'ai trouvé une petite quantité d'urine dans la vessie. Soumise à l'action de l'acide nitrique, elle a précipité abondamment, et par l'action de la chaleur, des flocons se sont réunis en grumeaux sur les parois du tube. Le tissu du rein était plus pâle et plus décoloré que dans l'état normal. Cette coïncidence de la même altération de l'urine chez la mère et son enfant est-elle purement fortuite, ou une dépendance de la mère sur son fœtus? C'est ce que des recherches ultérieures pourront seules décider?

PREMIÈRE OBSERVATION.

Infiltration. — Avortement à 7 mois 1/2. — Péritonite chez l'enfant. — Tel est l'intitulé d'une note que je trouve dans les registres de la Maternité. Une fille de quarante ans primipare a été indisposée pendant tout le temps de sa grossesse. Vers six mois, elle s'œdématia jusqu'au ventre. Vers sept mois, elle vint à pied de son village à

Poitiers (12 kil.) Depuis l'apparition de l'œdème, elle
sentait à peine son enfant remuer. J'auscultai et ne pus découvrir les battements du cœur ; mais je constatai le bruit
de souffle dans la fosse iliaque droite. Un matin, en se
levant, elle se sentit inondée ; la poche s'était rompue.
Le ventre s'affaissa, et je pus trouver le bruit du cœur de
l'enfant à gauche : cent trente pulsations par minute ;
mouvements de l'enfant faibles. Elle accoucha à 6 heures
du soir presque sans douleur. Les eaux furent estimées à
deux litres et demi. L'enfant, bleuâtre, livide, respirait
à peine ; il mourut moins d'une heure après.

La paroi abdominale adhérait aux intestins par des
fausses membranes rougeâtres, gélatineuses, assez fermes. La surface des intestins était injectée en rouge. L'estomac, distendu, avait des parois dures, épaissies, comme
crétacées du côté droit où il formait tumeur sous le foie
qu'elle débordait. Le trou de botal était large.

2° OBSERVATION.

*Fausses eaux. — Présentation des pieds. — Rupture des
membranes. — Mort du fœtus.* — Cette fille a commencé à
souffrir six jours avant sa couche. Le col était effacé, ad-
mettait le bout du doigt et était épais. Je trouvai une partie
large qui me sembla être une fesse. Le souffle s'entendait
à droite soixante-six fois, et du même côté, mais plus
haut, le cœur battait cent trente-quatre fois par minute.
Il s'écoula une grande quantité d'eau à plusieurs reprises,
ce qui fit croire que la poche des eaux était rompue. Cette
eau ressemblait à du petit lait. Six jours après, j'ai trouvé
un pied en touchant la femme debout, mais avec bien de
la difficulté, car il y avait beaucoup de liquide dans la

poche qui commençait à se tendre. J'annonçai une présentation de l'extrémité inférieure; en mon absence, on
eut l'imprudence de rompre la poche des eaux qui sortait,
allongée, à la vulve. L'enfant est né mort en deuxième
position des pieds ; sa mort est due à la rupture intempes-
tive des membranes qui a produit la compression du
cordon. L'eau était limpide, claire, ce qui démontre qu'elle
ne venait pas de la même source que celle échappée plusieurs jours auparavant et par moments.

La plus précieuse qualité d'un accoucheur est de savoir
attendre.

8e TABLEAU.

Mères accouchant pour la	Durée moyenne des douleurs de l'enfantement des		Nombre des décès des mères pendant ou des suites de l'accouchement	Sexe des enfants issus de ces accouchements.		Enfants abandonnés par les filles-mères.	
	Garçons.	Filles.		Garçons.	Filles	Garçons.	Filles
1re fois	12h 40m	12h 50m	32	22	11	343	319
2e fois.	10 15	9 20					
3e fois.	9 10	5 35					
4e . . .	4 20	7 35					

La moyenne de la durée du travail n'a pas été sensiblement différente pour la naissance des garçons et des filles
chez les femmes qui accouchaient pour la première fois,
dans les 782 accouchements de la Maternité de Poitiers.
Cependant on a avancé, on croit généralement, et jus-

qu'à ce jour j'ai partagé cette croyance, que les accouchements qui produisent des garçons étaient sensiblement plus longs que ceux donnant naissance à des filles. Cette statistique prouve que chez les primipares il n'en est rien.

Je dis chez les primipares ; car, si ces recherches prouvent que chez celles-ci la durée moyenne du travail est la même pour les deux sexes d'enfants, il n'en est plus de même chez les multipares. Chez celles qui accouchent pour la deuxième fois, la durée moyenne du travail est de deux heures moins longue pour les accouchements de garçons, et de trois heures pour ceux de filles. Chez celles qui accouchent pour la troisième fois, cette durée moyenne est de trois heures moins longue pour les garçons et de sept heures pour les filles que chez les primipares. D'où il découle que chez ces dernières, l'accouchement sensiblement égal quant à la durée, quel que soit le sexe de l'enfant, cesse de l'être au fur et à mesure que les accouchements se multiplient chez la même mère. Et quoique, pour les deux sexes d'enfants, le travail devienne plus court en raison de sa répétition, sa durée est cependant sensiblement plus longue alors dans les accouchements produisant des garçons, contrairement à ce qui a lieu chez les primipares.

Bien des causes peuvent faire varier la durée du travail. Les plus fréquentes sont l'inertie, la résistance des parties molles, mais surtout, croit-on, le plus gros volume de la tête chez les garçons. Pour savoir jusqu'à quel point cette dernière cause était réelle, j'ai fait mesurer l'étendue des trois principaux diamètres de la tête de tous les enfants nés à terme à la Maternité, sur les garçons comparativement à ces mêmes diamètres de la tête des filles. Après avoir pris toutes ces moyennes, je suis arrivé aux résultats suivants :

Diamètre occipito-mentonnier.—Garçons, 124 millim.; filles, 124 millim. : ou, en mesure ancienne, 4 pouces 6 lignes. Pour les deux sexes, diamètre de même étendue.

Diamètre occipito-frontal. — Garçons, 109 millim.; filles, 107 millim. : en mesure ancienne, 4 pouces pour les garçons : 3 pouces 11 lignes pour les filles. Diamètre égal pour les deux sexes.

Diamètre bi-pariétal. — Garçons, 88 millim.; filles, 84 millim. : en mesure ancienne, 3 pouces trois lignes pour les garçons, 3 pouces une ligne pour les filles.

Ces recherches prouvent que, chez les deux sexes, les diamètres principaux de la tête ne présentent pas de différence bien sensible dans leur étendue, et que par conséquent les têtes ayant le même volume, le travail produisant des garçons ne devait pas être plus long, toutes choses égales d'ailleurs, que celui donnant naissance à des filles. De plus elles prouvent que l'étendue des diamètres donnés par les auteurs, dans les livres d'accouchements, n'est rigoureuse et exacte que pour l'occipito-frontal; mais que les deux autres restent au-dessous de l'étendue qui leur a été assignée. Il est assez rare que l'occipito-mentonnier ait 142 millim. (cinq pouces), circonstance fort heureuse pour la marche du travail.

32 mères sont mortes, et les maladies qui les ont entraînées au tombeau seront étudiées plus loin; elles ont donné le jour à 33 enfants, dont 28 ont survécu et 5 sont morts en naissant ou peu après.

662 enfants nés à la Maternité ont été exposés : 343 garçons, 319 filles. Sur ce nombre, à l'heure où j'écris, il n'en reste plus que 352 : 154 garçons, 156 filles sont morts. Des 68 enfants exposés en 1844, 37 sont décédés. Quelle effrayante mortalité, bien digne d'appeler l'attention des administrations !

9e TABLEAU.

	NATURE DES ACCOUCHEMENTS.							
	NOMBRE DES ACCOUCHEMENTS.						TOTAL des décès par suite d'accouchements non naturels.	
	Natu-rels.	Enfants issus de ces accouchements.		Non natu-rels.	Enfants nés de ces accouchements.		Opé-ra-tions césa-rien-nes.	
		Gar-çons.	Filles		Gar-çons.	Filles		Décès des mères	En-fants.
Filles-mères.	680	366	315	43	29	13	0	2	13
Femmes mariées	66	32	33	1	0	2	0	0	0
Totaux.	746	398	348	44	29	15	0	2	13

746 accouchements ont été naturels; ils ont produit 398 garçons, 348 filles. De ces enfants, 680 sont nés de filles-mères, 66 de femmes mariées. Ces accouchements simples, naturels, donnent lieu à aussi peu de remarques que les accouchements contre-nature nous en offriront de nombreuses et d'intéressantes.

Sur les 782 accouchements, 746 enfants se sont présentés par le sommet, savoir :

534 en première position ;

212 en deuxième position.

Les trois cinquièmes de ceux qui naissent par le sommet se présentent en première position.

1 seul s'est présenté par la face.

18 se sont présentés par les fesses.

10 en première position.

8 en deuxième position.

12 se sont engagés par les pieds.

6 en première position.

6 en deuxième position.

Un vingtième des enfants se sont donc engagés par les extrémités inférieures.

3 se sont présentés par le tronc.

Le tronc s'est donc présenté une fois sur 260 accouchements.

Le poids moyen des enfants nés à la Maternité a été de 3052 grammes, ou 6 livres 2 onces ; l'enfant à terme qui pesait le moins était du poids de 2000 grammes.

La longueur moyenne des enfants à terme a été de 50 cent. 6 millim, dix-huit pouces ; le plus petit n'avait que 44 cent. de long.

Une seule fois, le cordon ombilical a été de 21 cent., 8 pouces ; la moyenne de sa longueur a été de 51 centim.

Accouchements contre nature.

44 accouchements ont été non naturels ; ils ont donné naissance à 29 garçons et à 15 filles. 13 enfants n'ont pas survécu ; 2 mères sont mortes peu d'heures après la fin du travail.

Aucune opération césarienne n'a été pratiquée.

J'ai 30 fois appliqué le forceps : 20 fois pour des accouchements de garçons. 8 fois pour des accouchements de filles ; 10 fois la tête était arrivée au détroit inférieur, ayant opéré son mouvement de rotation ; 7 fois elle était plus élevée et ce mouvement n'était pas encore exécuté ; une seule fois la tête était retenue au détroit supérieur ; 4 fois la tête était déviée, l'occiput avait roulé en arrière devant le sacrum.

Dans beaucoup de ces derniers accouchements, le travail pourrait se faire sans l'intervention de l'homme de l'art ; mais, dans le plus grand nombre, les efforts de la mère augmentant sans cesse pourraient faire craindre des déchirures, des tuméfactions des organes externes, en temporisant trop, ou le retard amener des compressions, des fistules, des hémorrhagies. Le médecin ne doit point avoir en pareille occasion de conduite arrêtée d'avance ; il ne doit se décider que d'après les circonstances actuelles : si la marche du travail appelle son intervention, il devra préférer le forceps au seigle ergoté. Je n'ai vu succomber qu'un seul des enfants nés dans ces conditions.

Cinq fois le forceps a été nécessité par des éclampsies. Quand au début ou pendant son cours le travail est troublé par des convulsions, il est de bonne pratique de recourir au forceps aussitôt que la dilatation du col utérin le permet, pour faire cesser la douleur que provoquent les efforts de la femme, la distension ou la résistance des tissus et des organes à traverser et les mettre dans le relâchement, pour faire cesser la réaction si funeste sur les centres nerveux de la mère, et afin de pouvoir soustraire l'enfant à la vigueur des contractions utérines et à la mort qui peut être la suite de la compression du cordon, d'un décollement du placentâ.

3e OBSERVATION.

Inertie graduelle de l'utérus. — Résistance du périnée. — Primipare. — Forceps. — Dès le matin, la poche des eaux se rompit chez une fille primipare. Les douleurs devinrent assez intenses ; l'enfant se présentait en première position du sommet ; le mouvement de rotation s'exécuta lentement. Le lendemain les douleurs s'éloignèrent, elles étaient sans force et sans durée ; la tête, en écartant les grandes lèvres, trouvait une résistance dans le périnée qu'elle ne pouvait vaincre ; le mouvement de rotation n'était pas complet, il y avait une énorme infiltration du cuir chevelu et vingt-huit heures d'un travail pénible. Je me décidai à appliquer le forceps et à le préférer au seigle ergoté : 1° parce que la poche des eaux rompue au début du travail exposait l'enfant, sans intermédiaire, aux contractions utérines qu'aurait augmentées le seigle ergoté ; 2° parce que chez les primipares surtout où les muscles sont vigoureux, dont les aponévroses n'ont jamais été distendues antérieurement, la résistance du périnée doit faire préférer le forceps; avec lui le mouvement de flexion de la tête souvent exagéré par cette résistance, de telle sorte que c'est, non pas l'occiput, mais le derrière du cou qui est placé sous la symphyse pubienne, est détruit immédiatement par le simple mouvement d'élévation imprimé aux branches de l'instrument. Si par malheur, dans ce cas, on administrait du seigle ergoté, les contractions utérines qui augmenteraient, exagéreraient au contraire ce mouvement de flexion; ce qui pourrait produire de graves désordres : la mort de l'enfant, ou des déchirures du périnée ou de la matrice.

La cause qui a nécessité le plus souvent l'application du forceps est l'inertie de l'utérus. Chaque fois que j'ai eu à choisir entre le forceps et le seigle ergoté, j'ai donné la préférence au premier : 1° parce que son action est plus rapide, et qu'avec lui le médecin peut, à sa volonté, précipiter ou retarder la fin du travail ; avec le seigle ergoté

on ne peut pas mesurer l'énergie des contractions : trop
faibles, elles restent sans résultat ; trop énergiques, elles
peuvent décoller le placenta, comprimer le cordon, agir
trop vivement sur l'enfant et le faire périr ; si la tête n'a
pas complété son mouvement de rotation, ou si elle est
élevée, ces dangers sont plus imminents encore. Sans entrer plus avant dans les indications ou les contre-indica-
tions de cette substance précieuse, de sa préparation, etc.,
etc., je dirai que deux fois, donnée lorsque la tête était
pourtant au détroit inférieur, j'ai vu de l'agitation, une jac-
titation incessante, des sortes de convulsions, chez deux
femmes, l'une jeune, primipare, l'autre âgée, primipare
aussi, qui, sans que je le susse, étaient sujettes, l'une et
l'autre avant leur grossesse, à ce qu'elles appelaient des
crises. Rien de semblable n'eût eu lieu avec le forceps,
qui rend bien plus probable la conservation des jours de
l'enfant.

Le travail, dans sa marche irrégulière, a souvent nécessité mon intervention dans l'intérêt de l'un ou des deux
individus confiés à mes soins. L'*inertie,* qui n'est que le
ralentissement, l'extinction des forces qui président à l'accouchement, peut se manifester à toutes les périodes du
travail, sous l'influence de causes très-diverses, quelquefois inconnues, devient par là même la source d'indications différentes, souvent opposées. Quant au mode d'intervention et à la médication à employer contre elle, je
rangerai cet état, que j'ai si souvent observé à la Maternité, en six groupes principaux, pour mieux faire ressortir
les indications et la thérapeutique variée qu'elle com-
mande.

1° Tantôt l'inertie est due à une pléthore générale ou
locale ; alors la saignée du bras est le meilleur moyen de

la faire cesser : aussitôt après , les douleurs se réveillent et le travail reprend son cours régulier. — En voici un exemple.

4ᵉ OBSERVATION.

Accouchement à terme. — Inertie. — Saignée. — Reprise du travail. — Une fille accouchant pour la deuxième fois, forte et vigoureuse, fut prise des douleurs de l'enfantement. Le col utérin se développait graduellement, la poche des eaux se formait, la tête de l'enfant s'engageait en première position, les douleurs étaient vives, rapprochées, énergiques. Après six heures de cet état, les eaux s'écoulèrent pendant une douleur. Le col avait l'étendue d'une pièce de 5 fr. Quinze heures après, tout était dans le même état. Les douleurs étaient d'une violence étonnante ; la malade faisait retentir la maison de ses cris, les contractions étaient d'une grande énergie, le col utérin chaud, sensible, la tête immobile avait à peine commencé son mouvement de rotation, le ventre était sensible ; la face animée, la tête pesante et douloureuse, le pouls plein et fort, large sans être dur. En arrivant auprès d'elle et la trouvant dans cet état, j'ordonnai aussitôt une saignée. Deux heures après tout était rentré dans l'ordre et elle mettait au monde un garçon d'une médiocre apparence. Les douleurs s'étaient modérées, les contractions étaient devenues plus régulières, le col s'élargissait en se ramollissant, moins d'une demi-heure après l'ouverture de la veine.

2° A côté de cet état il y en a un autre qui lui ressemble quant à sa forme et à ses résultats, mais qui en diffère sensiblement par sa cause et la thérapeutique qu'il exige. Je veux parler de l'*état nerveux* que je désigne ainsi, faute d'un mot plus précis pour l'exprimer. La saignée est bien rarement indiquée alors et souvent contraire. Les bains généraux, les calmants et les sédatifs, le musc en potion, la belladone en frictions sur le col utérin, l'opium en lavement, en pilules, sont les plus sûrs moyens de calmer l'éréthisme qui enchaîne la contraction et la rend impuissante. Cet état se trouve chez les femmes grêles, nerveuses, irritables, sujettes aux spasmes.

3° L'inertie peut être due à un défaut de dilatation du col utérin dont la cause n'est pas toujours appréciable, mais dont voici une observation intéressante.

5ᵉ OBSERVATION.

Inertie.—Dilatation difficile du col utérin.—Cautérisation. — Extrait de belladone.— Une fille était depuis sept mois en traitement pour des ulcérations au col utérin. Pendant son traitement, on a souvent, *à plusieurs reprises, cautérisé sur le col avec du nitrate acide de mercure.* Elle a été prise des douleurs du travail au huitième mois de sa grossesse. La dilatation s'est faite très-lentement malgré des douleurs très-vives, ce qui tenait aux cicatrices résultant des cautérisations. Il était *allongé en tube et non effacé.* La poche des eaux se formait à peine pendant la douleur. La tête était élevée. Je fis donner deux bains de siége à quatre cinq heures de distance. La dilatation fut peu sensible et le col ne se montra pas *plus souple.* Les forces de la mère étaient ordinaires, le pouls à quatre-vingts pulsations. Les douleurs s'éloignaient. Le col avait l'étendue d'une pièce de 2 fr. Je fis délayer un gramme d'extrait de belladone dans 30 grammes d'eau, qui furent injectés dans le vagin en ayant soin de faire tenir le siége élevé pour empêcher le liquide de s'écouler. Une seconde injection fut faite deux heures après, de la même manière. Le col se dilata alors régulièrement, et en moins de cinq heures l'accouchement se termina seul. Il avait duré cinquante-deux heures. Je préfère employer l'extrait de belladone délayé plutôt qu'en onctions, frictions, parce que sous cette dernière forme, le doigt qui le porte, essuie la pommade contre les parois du canal, ce qui fait qu'il n'en arrive que fort peu sur le col.

4° Les impressions morales ont suffi quelquefois pour suspendre ou abolir les contractions utérines, et le moyen d'y remédier est d'agir, par persuasion, sur la femme. Le premier jour où les portes de la Maternité furent ouvertes aux étudiants, je les conduisis auprès d'une fille forte, vigoureuse, primipare de la campagne, dont le travail marchait régulièrement. A leur arrivée il se suspendit brusquement. Nous attendîmes quatre heures inutilement sans qu'il revînt. Après ce temps, tout le monde s'absenta pour aller déjeuner. Une demi-heure après tout le monde était de retour, mais nous trouvâmes l'accouchement terminé. La sage-femme nous dit que nous n'étions pas sortis de la maison, que les douleurs avaient repris leur intensité et marché si vivement que tout était terminé une demi-heure après.

5° La distension de l'utérus par une trop grande quantité d'eau de l'amnios ou par la présence de plusieurs enfants, donne lieu à des indications spéciales, de même que l'eau restée trop abondante derrière le fœtus lorsque la tête forme tampon, pour ainsi dire, dans le vagin, la poche des eaux étant rompue.

6° Mais il est des cas, et ce sont là les plus nombreux, où l'inertie est primitive, essentielle, inhérente à la constitution de la femme ; robuste d'ailleurs, ou à celle de la matrice elle-même. Elle s'observe dans plusieurs accouchements de la même femme, quelquefois chez toutes les femmes d'une même famille. Cette forme fournit quelques indications auxquelles répondent parfaitement le forceps ou le seigle ergoté quand la femme est bien conformée, les parties dilatées ou dilatables, les membranes rompues, le volume et la position de l'enfant réguliers ; quand il n'y a ni pléthore, ni irritabilité actuelle des organes, ni excitabilité naturelle ou antérieure du système nerveux.

Parmi les résultats de l'application du forceps que j'ai eu l'occasion de faire à la Maternité, il y en a peu qui soient plus intéressants, au point de vue de la pratique, que les trois cas sur lesquels j'appelle l'attention du lecteur ; parce qu'ils sont la suite, parfois inévitable, de l'action de cet instrument, quelque exercée que puisse être la main qui le manie, je veux parler de deux sortes de paralysie : l'une sur la face de l'enfant, l'autre sur les membres inférieurs de la mère.

6ᵉ OBSERVATION.

Inertie.—L'occiput se porte en arrière.—Forceps.—Paralysie de la face de l'enfant.—Il y a 30 heures que cette fille souffre. La tête n'a pas exécuté son mouvement de rotation, les douleurs sont peu vives, peu énergiques, les eaux sont évacuées, le col est large, dilaté, la fontanelle postérieure est placée vis-à-vis la symphyse sacro-iliaque droite, à peine rendue sur le plancher du bassin. Rien ne marche, je compte les pulsations du cœur de l'enfant qui vit, et, pour ne pas compromettre son existence, j'applique le forceps ; je roule l'occiput dans la concavité du sacrum, je le dégage au périnée. L'enfant naît vivant ; mais la branche gauche de l'instrument a porté entre l'oreille et l'apophyse mastoïde , devant le trou stylo-mastoïdien, et a comprimé le nerf facial à sa sortie du crâne. La peau porte l'empreinte du forceps par une ecchymose. Si l'enfant ne crie pas, rien ne paraît, ses traits sont réguliers ; mais aussitôt qu'il pousse un cri, tous ses muscles immobiles de ce côté et paralysés, pendant que ceux du côté opposé se contractent, donnent à sa figure le plus étrange aspect. La paroi de sa bouche flotte pour ains dire au gré de ses expirations ; la commissure de sa bouche entraînée du côté opposé le fait ressembler à ces vieillards plusieurs fois apoplectiques ; son menton immobile, son œil à demi ouvert, qui ne peut ni s'ouvrir ni se fermer complétement, son voile du palais dévié, tout cela donne à sa physionomie une expression indicible. Je fais une leçon sur cette maladie, que je voyais pour la première fois, aux élèves présents, leur en explique la cause, en leur annonçant que dans quelques jours , et sans rien faire, cet enfant serait guéri , ce qui s'est confirmé. M. *Paul Dubois* est le premier qui ait fixé l'attention des accoucheurs sur cette intéressante maladie, que les travaux de *Charles Bell* sur le système nerveux nous permettent parfaitement d'expliquer.

7° OBSERVATION.

Inertie.—Forceps.—Paralysie du membre inférieur droit. —Névrite.—Cette fille avait depuis quatre jours une infiltration du membre inférieur droit et des douleurs du même côté, qui revenaient tous les soirs, quand elle fut prise des douleurs de l'enfantement à son terme. Le travail

marcha d'abord régulièrement. Quand la tête fut arrivée
au détroit inférieur, elle s'arrêta; la poche des eaux était
rompue, les douleurs cessèrent, le pouls était plein, fréquent. Saignée, les douleurs se ranimèrent, mais pour
s'arrêter de nouveau. Trois doses de soixante centigrammes de seigle ergoté chacune furent successivement
administrées; les douleurs reparurent, mais peu actives;
le travail ne marcha pas mieux, et la tête, depuis huit
heures au même point, couverte d'une énorme bosse sanguine, ne s'avançait pas. Le forceps fut appliqué, et
l'enfant vint vivant, après 18 heures de travail.

La mère a été prise de paralysie du membre inférieur
droit, due à la compression des bords du forceps sur les
nerfs qui partent des plexus du bassin. La douleur était
vive, elle ne pouvait appliquer le pied par terre sans tomber, parce que, ne sentant pas le sol, il ne pouvait la sup-
porter. La sensibilité générale était conservée, elle pouvait mouvoir son membre, elle souffrait plus la nuit que
le jour, comme dans la sciatique. Frictions stimulantes
qui augmentent le mal, frictions calmantes sans succès,
suites de couche naturelles, quinze sangsues à la vulve
inutilement. Enfin, je crois saisir quelque chose d'intermittent dans l'exaspération du soir et les cris de la nuit, elle
guérit avec un gramme de sulfate de quinine chaque jour.

8ᵉ OBSERVATION.

*L'occiput se porte en arrière.—Forceps.—Extraction très-
pénible d'un enfant mort.—Névrite.*—Je fus appelé, il y a
trois ans, à 12 kilomètres de Poitiers, auprès d'une primipare. Cette femme avait été mal portante pendant sa grossesse. Mais le travail qui avait bien marché, finit par s'ar-

rêter; la poche des eaux était rompue, la tête se présentait et était descendue dans l'excavation du bassin ; les douleurs, vives et fortes d'abord, s'étaient ralenties et arrêtées. Lorsque j'arrivai, il y avait 48 heures que les douleurs avaient commencé et plus de 12 qu'elles étaient arrêtées. Par le toucher, je trouvai la fontanelle postérieure en arrière, dans la concavité du sacrum, la tête encore élevée, l'enfant mort, car je ne pus trouver les battements de son cœur. J'appliquai aussitôt le forceps, et ce ne fut qu'après des tractions d'une heure prolongées et de grands efforts que je pus extraire la tête. Y avait-il une mauvaise conformation du bassin ? N'ayant rien pour m'en assurer, je ne pus que rester dans le doute.

Les suites de couche marchèrent naturellement ; mais la femme ne pouvait pas remuer aussi facilement son membre inférieur gauche que le droit. Il était lourd, la sensibilité était intacte, mais elle ne pouvait marcher, car il fléchissait si elle s'appuyait dessus, elle y éprouvait de la douleur. Je fis appliquer des sangsues dans l'aine, à la vulve ; je fis faire des embrocations de toutes sortes, tour à tour calmantes, excitantes ; je fis poser des vésicatoires volants ou morphinés sans grand succès. Ce ne fut que peu à peu et lentement que les douleurs et l'engourdissement disparurent ; encore, y a-t-il actuellement plus de faiblesse dans ce membre que dans l'autre. Cette maladie, dont j'ai observé trois cas, est due à la compression que la tête, ou peut-être le forceps, exerce sur les plexus sacrés du bassin, qui contus plus ou moins vivement, reprennent difficilement leur fonction. Quand tous les moyens ont échoué pour combattre cet état, et que le temps fait à peine sentir son action favorable sur lui, ne pourrait-on pas essayer l'électricité pour rendre aux nerfs la force dynamique qu'ils ont perdue ? Je n'hésiterais pas à la conseiller. Cette maladie n'a été décrite nulle part.

*Induration du col utérin.— Incision de cet organe.—*On peut être conduit par des états très-divers à pratiquer le débridement du col utérin : quand le danger est si pressant qu'il menace les jours de la mère et de l'enfant, si on n'arrive promptement dans l'utérus pour le vider. Au lieu d'agir comme le faisaient les accoucheurs d'autrefois, en pénétrant de force dans sa cavité, au risque de déchirer le col, de le séparer d'avec le vagin, il est bien plus rationnel, plus méthodique de recourir à une ou plusieurs incisions bien moins douloureuses, moins profondes et plus régulières, qu'à des déchirures faites toujours en aveugle. C'est la triste nécessité à laquelle on se trouve parfois réduit quand le placenta est inséré au centre du col. Mais il y a encore quelques états d'induration ou de dégénérescence du col qui l'empêchent de céder aux contractions et en mettant un obstacle insurmontable à la sortie de l'enfant, menacent sans cesse les deux existences. La Maternité m'a offert un cas semblable, qui offre un assez grand intérêt pratique pour devoir être rapporté ici.

9ᵉ OBSERVATION.

Cautérisations. — Induration du col. — Débridement. — Enfant vivant. — Guérison. — Le 13, sur les dix heures du matin, une fille à terme, commença à souffrir. Le col se dilatait difficilement. Le 15, la poche des eaux se rompit. Les douleurs étaient devenues vives, les efforts augmentaient. Le col, de la largeur d'une pièce de 2 fr., était résistant pendant la douleur ; au lieu de se dilater, il se rétrécissait, devenait dur, épais. Il était *engorgé de haut en bas, induré, sans souplesse dans sa moitié gauche,* tandis qu'à droite il n'offrait pas ce caractère. Le pouls était à quatre-vingt-dix pulsations. Je fis pratiquer une saignée, puis prendre des bains de siége, faire des injections d'extrait de belladone dissous, pour arriver à ramollir le col. La malade depuis longtemps se plaignait d'une douleur dans la fosse iliaque gauche. Cette fille vénérienne avait été *cautérisée sur le col utérin à plusieurs reprises* pendant sa grossesse. Son bassin mesuré était légèrement étroit dans le diamètre sacro-pubien (10 cent.); mais le bi-pariétal du fœtus n'avait que 7 c. 1/2, tant était exigu chez elle sa taille, son bassin et le fœtus qu'elle portait. Après soixante-cinq heures d'un état toujours le même, l'inertie arrivant, aidé des conseils de mon confrère *Pingault,* deux incisions furent faites sur le côté gauche du col et une à droite, de cinq à six millimètres de profondeur. Une demi-heure après, le col était assez dilaté pour permettre d'appliquer le forceps et d'avoir un enfant vivant porteur d'un spina-bifida à la région lombaire. Ces incisions du col sont faciles à pratiquer sur des tissus tendus ou indurés, mais il n'en est plus de même sur l'autre côté du col, dont les tissus, déjà relâchés par la première incision, sont plus difficiles à entamer. Il faut donc les diviser avec de longs ciseaux ou les tendre avec les doigts pour les diviser avec le bistouri boutonné. La mère sortit après onze jours de sa couche, avec une profonde échancrure du col à gauche et une autre moins étendue à droite, en voie de cicatrisation.

Des convulsions, ou éclampsies, observées à la Maternité.

Au milieu des douleurs qu'entraîne l'accouchement et des réactions qu'il provoque sur le système nerveux, éclate

tout à coup l'une des complications les plus graves qui
puissent survenir chez la femme, l'éclampsie. C'est une
complication relativement fréquente, puisque je l'ai trouvée
six fois sur 782 accouchements, c'est-à-dire une sur 130.
Une seule fois elle a éclaté aussitôt après l'accouchement
terminé. Ces femmes étaient toutes primipares et à terme.
Elles étaient d'un tempérament nerveux, irritable, d'un
caractère plus ou moins facile. L'une était vivement im-
pressionnée de la mort de quelques compagnes, succom-
bant à des métro-péritonites épidémiques. Elle avait peur
de mourir. Elle guérit cependant. Une autre, irritable,
fut accusée d'avoir dérobé une pièce de 50 c., s'en montra
vivement contrariée, fut prise d'éclampsie. Elle mourut.
Les autres étaient sujettes à des *crises*. Cinq étaient infiltrées. Toutes avaient des urines albumineuses qu'il fallut
traiter après l'accouchement. Cinq des six enfants nés de
ces filles étaient vivants. Un seul était mort au début du
travail. Un autre est mort quatre heures après avoir vu le
jour. Chez quatre de ces femmes, j'ai appliqué le forceps
pour vider la matrice, faire cesser la réaction que la douleur et sa distension pouvaient entretenir ou produire, et
sauver en même temps les jours des enfants destinés à périr infailliblement, si on les laissait exposés un certain
temps, et sans l'intermédiaire du liquide amniotique, à l'action des contractions utérines. C'étaient cinq garçons et
une fille. Le forceps a toujours dû saisir la tête de l'enfant
très-haut avant qu'elle eût commencé son mouvement de
rotation, et une fois l'occiput a été porté vers le sacrum.
C'est l'enfant qui est mort quelques heures après sa naissance.

Le traitement que j'ai opposé à cette terrible maladie
a eu les plus heureux résultats, puisque j'en ai guéri cinq

sur six, et encore celle qui est morte n'a-t-elle pas retrouvé ses facultés à dater du moment de ses attaques, qui ont duré cinq heures. J'oppose à ces attaques les saignées coup sur coup : deux, trois, quatre, s'il le faut, dans vingt-quatre heures, suivant l'énergie du pouls et la décroissance des accès ; le musc à la dose de 20 à 30 centigr. par jour ; rarement des sangsues et à la vulve autant que possible ou derrière les oreilles, en entretenant un écoulement continu ; des dérivatifs doux sur les extrémités inférieures ; de la glace sur la tête. S'il le fallait, j'aurais recours à l'extrait de belladone sur le col ou à son incision. Car c'est pour moi un principe de vider l'utérus le plus tôt possible. M. *Velpeau*, dans sa thèse de concours, discutant les résultats du traitement de cette maladie, n'adoptant aucun moyen bien précis, semble pencher pour la saignée. Mme *Lachapelle* dit qu'à la Maternité on perdait la moitié des malades. *Jacob* prétend qu'elles meurent toutes. *Ryan* dit un tiers; *Merrimaim* six sur dix; *Hunter* plus de la moitié.

Quant à la présence de l'albumine dans l'urine, à l'infiltration qui en est l'effet, je l'ai toujours combattue avec succès et par des moyens divers, purgatifs, ferrugineux, diurétiques, acide nitrique, etc. Je crois que les troubles si profonds de l'innervation qui constituent cette affreuse maladie sont liés d'une manière intime à la présence de cet élément du sang dans l'urine que j'y ai jusqu'a ce jour toujours trouvé.

10e OBSERVATION.

Eclampsie. — Forceps. — Mort de la mère. — Autopsie.

Une jeune fille primipare fut accusée d'avoir pris une pièce de 50 c. Ce soupçon la blessa vivement, la rendit

triste tout le jour. Au milieu de la nuit elle réveilla ses
compagnes en tombant de son lit au milieu de crises d'é-
clampsie et de perte de connaissance. Le col avait la largeur d'une pièce d'un franc. Saignée du bras. Les crises
continuent sans que l'intelligence reparaisse. Les battements du cœur de l'enfant diminuent d'intensité et de
force. J'applique le forceps en saisissant la tête très-haute
et n'ayant pas exécuté sa rotation. L'enfant respira et s'é-
teignit. — La délivrance faite, les accidents continuèrent.
L'urine précipite en grumeaux abondants par la chaleur et
l'acide nitrique. Seconde saignée, sangsues à la vulve, der
rière les oreilles, vésicatoires instantanés. Elle meurt après
cinq heures de crises sans avoir une minute retrouvé sa
connaissance. A l'*autopsie*, cuir chevelu imbibé de sang
noir. Les os sont admirablement injectés d'arborisations
veineuses magnifiques. Les sinus sont gorgés d'un sang
noir. Point de sérosité dans les ventricules; substance du
cerveau, moelle de l'épine intactes. La cavité utérine contient quelques filaments de caillots sanguins enchevêtrés
ensemble, formant une couche mince. Les reins ne sont
aucunement altérés. Aucune trace d'infiltration dans le
tissu cellulaire.

Pour le praticien livré à ses propres ressources et obligé
de lutter contre une si terrible maladie, les convulsions
puerpérales si souvent mortelles, le traitement est le point
capital. Je le mets en usage tel que je l'ai formulé plus
haut; car, pour être efficace, il doit être employé rapidement, avec énergie, les saignées être rapprochées les unes
des autres autant que le permet l'état du pouls, qui ne
tarde pas à devenir large et plein, de petit et concentré
qu'il est pendant chaque crise. C'est plutôt l'état du pouls
entre les crises que son état pendant la convulsion, qui doit

guider sur leur nombre et la quantité du sang à extraire.
Que ce soit avant, pendant ou après l'accouchement, le
traitement doit être le même, basé sur les mêmes principes. Les narcotiques, l'opium surtout, doivent être pros-
crits, de même que les vomitifs, les purgatifs, les sinapismes, vésicants, si ce n'est dans les dernières heures, où
ce dernier moyen peut être employé. Quant au seigle ergoté, il serait antirationnel d'en faire usage.

Des hémorrhagies.

Les hémorrhagies, à quelque période de la gestation qu'on
les observe, avant, pendant ou après l'accouchement, n'en
sont pas moins l'un des accidents les plus fréquents et les
plus graves que le praticien puisse rencontrer. Mais à l'en-
contre des convulsions puerpérales moins communes,
l'art a à sa disposition des moyens plus certains pour les
arrêter, dans le seigle ergoté, le tampon ou la compression de l'aorte, que ne le sont ceux à opposer à l'é-
clampsie.

Quatorze fois l'hémorrhagie est venue compliquer la
marche du travail d'une manière assez grave pour me
donner des craintes et m'obliger à intervenir : ce qui fait
une hémorrhagie grave sur près de cinquante-cinq accouchements. — Quatre fois elle s'est déclarée pendant la
grossesse et était due à des insertions du placenta sur le
col utérin. Deux fois elles étaient complètes, centre pour
centre; deux fois elles n'étaient que partielles. — Six fois,
l'hémorrhagie s'est montrée pendant le cours de l'accouchement : il m'a fallu pour la faire cesser, sauver les deux
existences menacées, trois fois appliquer le forceps; et,
dans un cas, il y avait en même temps des convulsions.

Une fois, le seigle ergoté a seul suffi pour arrêter la perte
du sang et terminer le travail ; deux fois la rupture simple
de la poche amniotique a suspendu l'écoulement du sang
et permis à l'accouchement de se terminer seul et sans
recourir à d'autres moyens. Inutile de dire que dans tous
ces cas le placenta était décollé. — Quatre fois elle est
survenue après l'accouchement ou la délivrance, à des
époques diverses, et entre autres, l'une cinq jours après
l'accouchement. C'est alors que la compression de l'aorte
et le seigle ergoté m'ont rendu des services incontestables,
et font de ces moyens une ressource précieuse, qu'on ne
saurait troppréconiser, mais non toujours sûre, comme on
l'a dit, puisque j'ai eu le malheur de perdre une de mes
accouchées prise d'hémorrhagie. Sur quatorze, douze de
ces accouchements avaient produit des garçons, deux des
filles.

A. La fréquence et le danger de ces complications sont
grands, et la thérapeutique à leur opposer sur certains
points trop incertaine, pour ne pas m'arrêter un instant
sur des cas aussi graves.

Lorsque le placenta est inséré par *son centre sur le col*
utérin, le danger est toujours présent et il devient de minute en minute menaçant pour les deux existences, quand,
dans les contrées comme la Vienne, les médecins ne
sont appelés que très-tard ; lorsque la complication a été
longtemps méconnue, ou que par des conseils imprudents
on a entretenu la sécurité des familles par des espérances
sans fondement ou un traitement insuffisant. Dans ces
cas périlleux, le médecin appelé trop tard auprès d'une
femme épuisée par ses pertes, dont les forces s'en vont,
doit avoir devant lui sa conduite toute tracée et ne doit
plus hésiter dans le choix des moyens.

Dans les livres, dans les cours, à l'Ecole, on ne préconise qu'une seule conduite : *décoller le placenta* pour pénétrer dans la matrice et extraire l'enfant. Ce précepte, *bon* quand le médecin a lui-même dirigé la marche du travail, qu'il peut intervenir à son heure et à son gré, devient *dangereux* dans les circonstances que je viens d'énoncer et où nous nous trouvons presque toujours placés. Dans cette position, la méthode qui économisera le plus le sang de la mère, devra être préférée. L'expérience m'a appris qu'on arrivait plus sûrement à ce but en *perforant* le placenta qu'en le *décollant*.

En perforant le placenta on ne détruit que l'organe qui fournit le sang à l'enfant (constamment ou presque toujours mort), et les veines utérines n'étant pas déchirées, la mère en perd moins. Le trou fait au placenta n'a que l'étendue nécessaire pour laisser passer la main en forme de cône ; l'ouverture est donc moins large que celle faite dans le décollement : de là, moins de sang perdu ; ensuite, l'avant-bras, pendant que la main cherche les pieds, et après les avoir abaissés, le corps de l'enfant, remplissent la perforation, compriment les vaisseaux placentaires déchirés, et modèrent par là même, retardent l'hémorrhagie (ils empêchent l'eau de l'amnios elle-même de s'écouler au dehors), conservent plus de sang à la mère, mettent beaucoup plus de chances de son côté : or, en un tel danger, la meilleure méthode est celle qui économise le plus le sang ; dans l'intérêt de l'enfant même, s'il vivait encore.

Pour décoller, au contraire, le placenta couvrant entièrement le col utérin, il faut glisser les doigts et la main dans l'utérus, détruire les adhérences établies entre les deux organes, déchirer tous les vaisseaux inter-utéro-pla-

centaires nombreux et volumineux, puis renverser la portion de l'organe décollée sur la portion restée adhérente ;
de telle sorte qu'une moitié du placenta verse du sang au
dehors (la chose la plus périlleuse pour la mère). Le sang
coule abondamment des veines utérines, largement ouvertes, béantes, parce qu'il y a inertie. Mais si le placenta
couvrant le col utérin est inséré sur lui seulement près de
son bord, par le quart, le tiers de son étendue, on peut
très-souvent alors aborder l'organe par sa portion la plus
étendue, et le séparer dans ses deux tiers ou ses trois
quarts ; car nous manquons de signes pour nous faire faire
cette distinction. Le sang coule alors à flots, et pour qui
ne peut en perdre sans menace pour sa vie, on voit qu'il
est impossible que la mère puisse se sauver.

Deux remarques pour ceux qui débutent ou pour ceux
qui n'ont vu que dans les livres :

1. Quand on perfore le placenta, en arrivant aux membranes, si elles sont tendues (il faut toujours agir rapidement pour économiser le sang), alors on ne les rompt pas
aussi promptement qu'on le désire ; il faut employer un
corps long et plus ou moins pointu, conduit sur le doigt,
pour déchirer les membranes si elles résistent : un crayon,
un fuseau, par exemple, préparés d'avance.

2. Il faut fortement fixer la matrice au dehors avec la
main ; car quand celle qui agit veut saisir les pieds de l'enfant, il tournoie dans l'eau de l'amnios retenue par l'avant-
bras ; il faut donc fixer le fœtus, le confiner contre un des
points des parois du bassin, afin de le saisir immédiatement
et sans retard.

11e OBSERVATION.

*Fille primipare. — Insertion centrale sur le col. — Perfo-
ration du placenta. — Version. — Guérison. — Enfant vivant.—* Cette jeune fille, primipare, à six mois à peu près,
fut touchée par plusieurs élèves, le dernier rapporta son
doigt teint de sang. Je la fis mettre au repos. Vers huit
mois elle me dit que depuis trois semaines son urine était
teinte de sang, et le matin des caillots furent trouvés dans
son vase de nuit. Je trouvai le col peu épais, entr'ouvert,
long d'un centim., des caillots dans le vagin, et au-dessus
un corps mou, rugueux, inégal, plus dense que les caillots,
bosselé : c'était le placenta. *Repos absolu, découvrir les
extrémités inférieures, linges souvent renouvelés et imbibés
d'eau froide sur la vulve, ratanhia.* Dans le milieu du jour
l'hémorrhagie s'arrêta et reprit peu après. Sur les 10 heures
du soir, le pouls fuyant sous le doigt, des syncopes et la
certitude acquise par le stéthoscope de l'existence de l'enfant, me décidèrent à faire l'accouchement par la version.
Le cœur du fœtus battant dans la fosse iliaque gauche,
j'introduisis la main gauche (1re pos. du sommet). Le col
utérin étant de l'étendue d'une bonne pièce de deux francs,
j'y portai deux doigts, puis trois, puis quatre, en le dila-
tant doucement jusqu'à ce que j'eusse fait pénétrer la
main entière dans la matrice. Je traversai le placenta par
son centre et rompis les membranes avec un corps pointu,
je saisis les deux pieds et pus amener l'enfant vivant au
dehors, quoique le col utérin se fût rétracté sur son cou,
et que le défaut de dilatation du périnée et de la vulve eût
rendu l'extraction de la tête plus pénible que je ne l'aurais
désiré. L'hémorrhagie fut peu copieuse. Je fus chercher

le placenta peu après. La mère avait le pouls à peine sensible, elle était disposée à la syncope. Mais une réaction s'établit plus tard, et 15 jours après elle était guérie.

Il arrive quelquefois, quoique je ne l'aie jamais vu, que les bras de l'enfant en sortant décollent et entraînent le placenta. *Baudelocque* en a fait une objection contre la perforation ; cela est loin d'être ordinaire. Mais quand bien même cela serait, par des frictions, l'agacement de la main dans la matrice, la compression de l'aorte au fur et à mesure que l'utérus se vide, le seigle ergoté, on peut prévenir la perte ou l'arrêter. Mais alors comment concilier cette objection avec le conseil donné par *Radlfort* et M. *Simpson* en Angleterre, de décoller, d'enlever le placenta, avant d'extraire l'enfant, quand il se présente le premier ? Pratique que je ne partage pas du reste, quoique appuyée sur plus de quarante cas ; mais trop différents les uns des autres.

Cette pratique, la perforation, ne doit être employée que quand, l'insertion étant centrale, le col est mou, dilaté ou dilatable ; car, dans le cas contraire, ce serait au tampon, à la perforation de l'amnios qu'il faudrait recourir.

Jusqu'ici nous avons supposé l'insertion centrale ; mais si elle n'était que *partielle*, ou même si le placenta couvrant tout le col, était déjà décollé dans un point étendu de sa circonférence, il faudrait tâcher d'arrêter la perte par les moyens appropriés, le tampon, la perforation des membranes, etc.; et s'il fallait en venir à la version, il faudrait passer là où l'organe est décollé, pour pénétrer dans la matrice.

Mais si le placenta inséré partiellement, pend dans le vagin par sa portion décollée, faudrait-il, comme le doc-

teur *Bunsen* de Francfort le conseille, arracher partiellement, aussi ras que possible, cette portion flottante, de
préférence au tamponnement, et arracher de nouveau la
partie séparée, si une nouvelle portion tendait à s'échapper par le col? Cette pratique n'a pas eu d'imitateur en
France. Une sage-femme m'envoya chercher un jour pour
une hémorrhagie à huit mois de grossesse. Le vagin était
rempli de caillots. Le col mou, ouvert, laissait pendre au-
dessous de lui un corps dur, rugueux, long de trois centimètres environ et se continuant dans la cavité utérine.
A côté je sentis les membranes. C'était le placenta. L'idée
me vint de suivre le conseil de M. *Bunsen*; mais, comme il
n'y avait point encore de menace, j'attendis. D'autres
moyens furent mis en usage, et je pus conduire cette
femme jusqu'à son terme. Alors, il y eut une hémorrhagie,
un accouchement de deux enfants vivants se fit assez heu-
reusement. Un bord du placenta fut trouvé flétri, mollasse, infiltré : c'était celui qui était décollé depuis plus
d'un mois, que j'avais eu la pensée d'arracher. Assurément
il ne pouvait pas y avoir de meilleur résultat que celui
que j'ai obtenu, puisque j'ai sauvé trois individus d'un
coup, par ma prudente temporisation et une conduite
plus sage.

B. Je ne m'arrêterai pas à dire ce que m'ont offert de
particulier les hémorrhagies qui sont survenues pendant
le travail. J'observerai seulement que quand la poche des
eaux n'est pas rompue, le premier et souvent le meilleur
moyen à mettre en usage, consiste à la rompre, quand le
col est dilatable ou dilaté; puis à recourir au tampon, au
seigle ergoté, s'il ne l'est pas et que la perte soit forte;
enfin, à préférer le forceps à la version, s'il faut se hâter et
si la tête a franchi le détroit supérieur. Tandis que la ver-

4

sion est la règle au contraire, si le placenta placé sur le col oblige à pénétrer dans l'utérus.

C. Quatre fois j'ai eu à intervenir, lorsque l'hémorrhagie continuait ou commençait après l'accouchement. Les frictions sur le ventre, l'eau froide sur les cuisses, la vulve, la main dans l'utérus pour l'agacer, pour y porter de la glace, un citron décortiqué, le seigle ergoté et la compression de l'artère aorte m'ont toujours réussi. Cependant j'ai perdu une de mes malades dont l'observation mérite l'attention par l'inutilité de tous ces moyens employés, même de la compression de l'aorte.

12e OBSERVATION.

Primipare. — Hémorrhagie après le travail. — Compression de l'aorte. — Mort. — Autopsie. — Une jeune fille de la campagne, primipare, accoucha à la Maternité, après 46 heures de souffrance, en septembre 1847. La poche des eaux s'était rompue pendant le toucher alors que le col avait l'étendue d'une pièce de cinq francs. Les douleurs étaient lentes, éloignées. Cette fille était lymphatique, mais forte et non usée par la débauche. Mais pendant toute sa grossesse le chagrin avait tellement réagi sur son moral, l'ennui, qui avait assailli cette fille délaissée, était tel qu'elle n'avait cessé de dire qu'elle n'en reviendrait pas. La tête étant arrivée au détroit inférieur, les douleurs devinrent plus prolongées pendant environ une demi-heure. Mais ces douleurs s'éloignaient et étaient lentes à reparaître quoique intenses quand elles se manifestaient. Il y avait une inertie peu prononcée. L'enfant naquit en 1re du sommet, mort, bleuâtre.

Plus d'un quart d'heure après, la mère restée immobile

sur le lit, fut prise d'hémorrhagie. Je fus chercher le placenta, car l'utérus était rétracté. Le sang continua de couler
abondamment. Je fis des frictions sur le ventre, j'appliquai
des linges imbibés d'eau froide sur la vulve, je donnai
du seigle ergoté à doses rapprochées et suffisantes, je
promenai ma main dans l'utérus, puis j'y comprimai un
citron décortiqué, j'y portai de gros fragments de glace;
tout fut inutile. Je comprimai l'artère aorte sans aucune
difficulté, assisté de deux confrères, et aussi méthodiquement que possible, tantôt à travers la paroi abdominale,
tantôt à travers la matrice avec la main placée dans la cavité et au-dessus du promontoire. Comprimée tour à tour
ou simultanément sur chacun de ces points, le sang coulait
sans cesse. Quoi que nous ayons fait et ayant plissé
pour ainsi dire le tissu flasque de la matrice sur lui-même,
pressé ses deux parois opposées l'une sur l'autre, tout fut
impuissant. Cette fille mourut entre mes mains deux heures après sa couche.

A l'autopsie, l'utérus fut trouvé mou, flasque, distendu, pâle, décoloré. Le placenta était inséré au fond et à
droite, les veines étaient ouvertes à son point d'insertion
et quelques-unes contenaient un caillot fibrineux mince,
décoloré, en partie dans la veine, en partie flottant dans
la cavité utérine.

Le chagrin, les passions tristes avaient tellement dé-
primé le système nerveux que le défaut de réaction chez
cette fille rendit tous nos efforts vains et inutiles.

Comment la compression de l'aorte, cette digue méca-
nique opposée à l'écoulement du sang, moyen si précieux
du reste, en un danger si pressant, a-t-elle manqué son
effet? Elle n'est donc pas un moyen toujours sûr, quelque
méthodiquement qu'elle soit exercée?

Cruellement désappointé et avec ce regret amer qu'é-
prouve parfois le praticien, lorsqu'il voit lui manquer tout
à coup un moyen sur lequel il avait appris à compter,
cherchant à me rendre compte de cet échec, j'ai cru le
trouver dans la disposition anatomique des vaisseaux
utérins.

Les artères ovo-utérines naissent de l'aorte ordinaire-
ment très-haut, au-dessus des rénales, quelquefois des
rénales elles-mêmes. La compression aplatit l'artère au
niveau de la troisième vertèbre lombaire, rarement au-
dessus. A ce niveau-là, l'artère ovarique n'est pas fermée
par la compression, si elle ne part pas des rénales. Il y a
plus, c'est qu'alors, le sang ne pouvant plus franchir le
point comprimé, reflue vers les parties supérieures du
tronc, et arrive par là même plus abondamment dans les
artères ovariques. L'hémorrhagie n'est que diminuée, re-
tardée, les artères utérines seules ne recevant plus de
sang. C'est là qu'il faut placer la cause de la mort de cette
fille.

Autre motif d'échec : si on comprime plus bas, sur la
4° et 5e lombaire, la veine iliaque primitive gauche qui reçoit tout le sang qui a circulé dans la moitié gauche de
l'utérus, passe derrière l'artère du même nom, pour
aller, avec celle du côté droit, former la veine cave inférieure. En comprimant trop bas, on comprime cette veine
iliaque à travers l'artère du même nom ; et le sang arrêté
dans son cours, rétrograde dans les veines utérines, les
distend, force le sang à s'échapper de ses vaisseaux. L'hémorrhagie est d'autant plus forte que ce sont les veines utérines qui sont plus distendues pendant la grossesse.

Enfin il arrive assez souvent que les veines utérines,
plus particulièrement celles du fond, là où le placenta est

le plus souvent greffé, là où la circulation est plus active
et les veines plus volumineuses, que ces veines, dis-je,
vont s'ouvrir dans la veine rénale gauche. Or, cette dernière passe au-devant de l'aorte, la croise pour aller ver-
ser le sang qu'elle contient dans la veine cave. Si on comprime dans ce point, nécessairement l'hémorrhagie ne
pourra pas s'arrêter.

C'est donc l'une de ces trois causes qui doit nous expliquer pourquoi la compression aortique échoue quelquefois, et pourquoi il serait illusoire et téméraire de trop
compter sur elle. Et dans ses résultats heureux ne con-
vient-t-il pas de tenir bon compte de l'action des autres
agents employés avant, ou concurremment avec elle, car
seule, elle ne peut remédier à cet état de défaillance des
forces, des contractions utérines, de défaut de réaction nerveuse qu'on appelle l'inertie ?

Il est un moyen qui, dans un danger pressant et lorsque
malgré la compression la perte continue, me donnerait
plus de confiance et que la théorie m'indiquerait, à défaut
d'expérience personnelle, être plus efficace, aujourd'hui à
la portée de tout le monde ; je veux dire l'électricité, plus
propre que toutes les autres médications à réveiller l'état
dynamique des forces. J'ai le regret de n'y avoir pas pensé
dans ce cas particulier, et j'aurais l'espoir le plus grand dans
l'efficacité d'un tel moyen, si l'avenir me réservait des
faits semblables.

Enfin, si l'hémorrhagie ne survenait que secondairement,
c'est-à-dire plusieurs jours après la délivrance comme
j'en ai recueilli cinq observations que je publierai plus tard,
la compression de l'aorte serait complétement inutile.
Alors, en effet, les parois abdominales revenues sur elles-
mêmes, les viscères qui ont repris leurs rapports, les in-

testins plus libres, distendus par des gaz qui tuméfient le ventre, rendent difficile le refoulement des viscères pour trouver l'aorte et la comprimer sans être douloureuse et insupportable. Ce n'est plus à ce moyen d'attente, impropre dans cette condition, à empêcher le sang de se perdre et la vie de s'éteindre, qu'il faut demander les secours d'une médication rationnelle ; mais chercher dans la cause qui la provoque, une thérapeutique plus fondée, qui se trouvera dans cet état des fluides qui rend le sang moins fibrineux, qui permet à son albumine de filtrer à travers les reins, ou qui raréfie ses globules; dans une excitation trop vive des mamelles, une délivrance incomplète, des débris de placenta restés dans l'utérus, la constipation, comme M. *Moreau* en a rapporté deux cas, toutes causes qui devront faire varier les indications.

Chute du cordon.

La chute du cordon ombilical a eu lieu cinq fois : une chute du cordon sur 156 accouchements. Quatre des enfants sont morts. Un seul a survécu. Chaque fois [2] que la tête s'est présentée, j'ai appliqué le forceps sans succès pour l'enfant. Une fois la poche des eaux s'est rompue seule, à bonne heure, le col étant à demi dilaté. Une seconde fois c'est un élève qui la rompit involontairement en touchant. Le col avait l'étendue d'une pièce de 1 fr. Le cordon était accumulé au-dessus. Dans deux autres cas, le tronc se présentait précédé du cordon ; et, quelque rapide, facile que fût la version, le cordon fut comprimé. Dans un quatrième cas, les pieds se présentèrent et je fus assez heureux pour sauver les jours de l'enfant en agissant très-rapidement et en terminant le travail. Il résulte de ma pratique que le forceps donne de mauvais résultats dans les chutes du cordon précédant la tête, quelque favorable que soit la position de cette dernière. Loin de recommander de recourir à cet instrument, je l'éloigne pour lui préférer la version, quand la tête n'a pas franchi le col toutefois, car alors il n'y a plus que l'application du forceps de possible. Pour la version, si la tête est élevée, s'il reste encore de l'eau derrière l'enfant, on peut la reporter au-dessus du détroit supérieur et atteindre les pieds en fixant la tête dans la fosse iliaque et faire cesser ainsi la compression du cordon. En appliquant le forceps, au contraire, on peut, avec l'instrument même, faire naître ce danger, et si la tête est élevée, si le mouvement de rotation n'est pas exécuté, la manœuvre peut être longue, difficile, pendant ce temps la compression peut faire périr l'enfant. A tous ces points de vue, je préfère la version, quand elle est possible.

Version.

Je n'ai eu que deux fois l'occasion de pratiquer la version dans les présentations du tronc $\frac{1}{391}$. Les deux enfants sont morts, l'un d'eux l'était avant le travail. L'une était une deuxième position du côté gauche sans sortie du bras; l'autre, une deuxième position du côté droit avec issue du bras. L'opération faite rapidement, dans les meilleures conditions, n'a pu sauver les deux enfants. Les deux cordons étaient tombés et précédaient la partie qui s'engageait : circonstance qui permet d'expliquer l'insuccès.

Bassin rétréci.

Avant de rapporter l'observation qui fait la base de ce

chapitre, ce ne sera pas sans un vif regret que je vous ferai connaître le fait suivant, dont le souvenir était une incitation continuelle pour moi à entreprendre l'opération dont je vais vous entretenir. Il m'est commun avec quelques autres de nos confrères.

Une jeune femme du peuple, dont la belle santé devait faire prévoir une meilleure conformation, se maria et devint enceinte. A sa première couche, après de longues heures d'attente, la sage-femme manda un médecin qui ne put terminer l'accouchement qu'après avoir appliqué le forceps, pratiqué des tractions bien longues; l'enfant naquit mort. Devenue enceinte pour la seconde fois, les mêmes circonstances se présentèrent. Deux médecins furent appelés, et pour la seconde fois aussi cette femme ne put être délivrée que par le sacrifice des jours de son enfant. Informé alors de ce qui avait eu lieu au premier accouchement, mon confrère *Orillard* pensa que cette femme pouvait être atteinte d'un vice de conformation du bassin, et il reconnut sans peine, par le toucher, que la tubérosité gauche de l'ischion était déjetée au dedans, qu'elle diminuait le diamètre transverse du détroit inférieur. Quand la femme fut guérie, ce médecin lui fit comprendre le danger de sa position, et l'engagea, si elle devenait enceinte de nouveau, à le prévenir de son état. En effet, à cinq mois de sa troisième grossesse, e le fut trouver mon confrère, qui lui donna des conseils et l'engagea à le faire prévenir quand elle aurait sept à huit mois de grossesse. Ce confrère se proposait de mesurer alors le bassin et de déterminer l'époque précise où il devrait provoquer l'accouchement. Cette malheureuse ne tint pas compte de si sages avis, et au moment de son troisième accouchement, alors qu'il n'était plus temps, MM. *Orillard*, *Pingault* et moi fûmes mandés auprès d'elle.

Nous la délivrâmes à grand'peine d'un enfant mort pendant le travail, et il nous fut facile de constater que la cause de ces insuccès tenait, comme je l'ai déjà dit, à ce que l'ischion gauche était déjeté au dedans; que jamais cette femme ne pouvait mettre au monde d'enfant vivant à terme et régulièrement développé; que l'accouchement provoqué était la seule ressource pour y arriver. Mais, moins heureuse que les deux premières fois, elle succomba.

Excité, poursuivi par le souvenir de cet exemple, je résolus de faire jouir la femme qui se présentait à mon observation du bénéfice des progrès de l'art des accouchements. Je suis heureux de dire à l'avance que ce fut avec un complet succès.

13e OBSERVATION.

Le 26 septembre 1845, fut reçue à la Maternité de Poitiers une fille enceinte *pour la première fois*.

En l'examinant, je m'aperçus qu'elle était boiteuse du côté droit, et en introduisant mon doigt dans le vagin pour pratiquer le ballottement, je crus constater que les deux tubérosités sciatiques étaient plus rapprochées que dans un bassin normal. J'interrogeai cette fille, et elle me dit qu'étant âgée de deux ans, une de ses sœurs qui la promenait sur ses bras la laissa tomber, et que depuis ce temps elle était boiteuse. Ces renseignements lui ont été donnés par ses parents. Je constatai une luxation du fémur sur la fosse iliaque externe. La difformité était telle, que, quand elle portait le poids de son corps sur le membre droit seul, le grand trochanter s'élevait au niveau de la crête iliaque, que le doigt ne pouvait plus suivre ni reconnaître.

La circonstance de l'âge auquel l'accident était arrivé,

le déplacement de la tête de l'os, et le rétrécissement que je crus constater par le toucher au détroit inférieur, me portèrent à penser que le bassin de cette fille pouvait être vicié par la pression continuelle exercée sur la fosse iliaque par la tête du fémur, pendant la marche et la station debout, longtemps avant que les os eussent acquis *leur développement et leur solidité naturels*. Je mesurai donc le bassin, et j'acquis la certitude que mes prévisions étaient fondées. A trois époques différentes seul, et deux fois en présence de mon ami le docteur Pingault fils, le compas d'épaisseur nous a donné les mêmes mesures, à quelques millimètres près.

Détroit supérieur.

Le diamètre sacro-pubien avait 7 pouces (19 cent.); le diamètre oblique du grand trochanter droit, à la partie la plus reculée de la crête de l'os des iles du côté gauche, nous a constamment offert 8 pouces (21 cent. 1/2) d'étendue; le diamètre oblique opposé au précédent nous a toujours présenté 9 pouces (24 cent. 1/2) d'étendue.

Détroit inférieur.

Le diamètre bis-ischiatique n'avait que 3 pouces (8 cent. à 8 cent. 1/2).

J'ai rencontré le souffle placentaire fort, énergique, bien marqué dans la fosse iliaque gauche. Il était bien moins caractérisé à droite. Isochrone au pouls de la mère, il donnait 88 pulsations par minutes.

Le bruit du cœur de l'enfant, fort, énergique, battait 120 fois, chaque fois que je l'ai cherché.

En variant les positions que je donnais à la malade, chaque fois, mon confrère et moi, nous avons trouvé la même étendue, à quelques millimètres près, dans la dimension de ces diamètres.

Deux d'entre eux se trouvèrent toujours trop petits ; ils étaient diminués d'un pouce chacun.

Le diamètre qui s'étend du grand trochanter droit à la partie la plus reculée de la crête de l'os des iles gauches, qui doit présenter au compas d'épaisseur neuf pouces (24 cent. 1/2) d'écartement, n'en présentait que huit (21 c. 1/2); en défalquant de ces huit pouces trois pouces moins un quart (7 cent. 1/2) pour l'épaisseur du trochanter et de la cavité cotyloïde, et deux pouces moins un quart (5 cent.) pour l'épaisseur de l'articulation sacro-iliaque (étendue normale), il reste 3 pouces et demi (9 cent. 1/2) d'étendue, pour un diamètre qui doit en avoir au moins quatre et demi (12 c. 1/2) dans l'état naturel, sur un bassin bien conformé.

Or, si le diamètre occipito-frontal de la tête, qui a quatre pouces d'étendue (11 c.) ; ou à la rigueur, et lorsque la tête est dans son plus grand état de flexion ; le diamètre occipito-bregmatique, qui a trois pouces trois quarts (10 c.) de longueur, se fût présenté dans ce diamètre vicié du bassin au détroit supérieur, il est évident que l'accouchement ne se fût fait qu'avec les plus grandes difficultés et aux dépens de la vie de l'enfant, peut-être même de celle de la mère.

Si cependant ce rétrécissement, cette difficulté eussent été les seuls obstacles, et que l'enfant se fût présenté au détroit supérieur en deuxième position (Baudelocque), il eût été inutile de recourir à l'accouchement prématuré artificiel ; l'art aurait présenté une ressource moins grave. Car, aussitôt que le col utérin eût été dilaté, j'aurais pu aller chercher les pieds de l'enfant, et placer son diamètre occipito-frontal dans la direction du diamètre oblique du bassin de la mère, qui était bien conformé, qui s'étend de la cavité cotyloïde gauche à la symphyse sacro-iliaque droite.

Ce n'était donc pas le rétrécissement d'un pouce (3 cent.) de ce diamètre oblique du détroit supérieur qui devait m'engager à prendre le parti extrême auquel j'ai été entraîné.

Mais, vous ai-je dit plus haut, le diamètre bis-ischiatique du détroit inférieur, qui dans l'état ordinaire a quatre pouces (11 c.) d'étendue, sur cette femme n'en avait plus que trois (8 cent.).

Quand la tête de l'enfant franchit le détroit inférieur, c'est le diamètre bipariétal de la tête, qui a trois pouces et demi (9 cent. 1/2) d'étendue, qui se met en rapport avec le diamètre bis-ischiatique, qui, au lieu d'avoir quatre pouces (11 cent.), n'en avait plus que trois (8 cent.). Or, si la tête à terme était bien conformée, ce que je devais supposer à cause de la belle santé de la mère, de l'énergie des mouvements du cœur de l'enfant, il y avait impossibilité physique à ce qu'elle passât sans faire périr l'enfant; car le forceps n'aurait jamais pu réduire ce diamètre d'un demi-pouce (1 c. 1/2) sans casser les os, sans broyer la tête. Et qui aurait pu être certain, dans une opération aussi pénible, de ne pas occasionner de lésion mortelle pour la mère! C'est poussé par ce raisonnement que j'ai été conduit à pratiquer l'accouchement prématuré artificiel chez cette fille, aidé des conseils et de l'assistance de mon confrère Pingault.

Mon but n'eût été atteint qu'à demi, si je n'eusse conservé que les jours de la mère; je devais aussi tout faire

pour assurer la conservation de ceux de l'enfant. Or il est
évident que ce dernier, qui n'aurait pas pu naître vivant à
terme, aurait d'autant plus de chances de conservation que
j'opérerais plus près du terme de sa vie fœtale, plus près
des neuf mois : il m'a donc fallu chercher, étudier quelles
dimensions la tête d'un fœtus peut avoir à différents âges ;
et le moment où elle devait acquérir trois pouces (8 cent.)
dans son diamètre bipariétal devait être celui que je devais
choisir pour opérer.

Il résulte des recherches de M. Stoltz qu'à trente-trois
semaines, sept mois et demi, le diamètre bipariétal de la
tête d'un fœtus a sept centimètres d'étendue (deux pouces
et demi) ; qu'à trente-cinq semaines, ou huit mois, il a huit
centimètres (trois pouces moins une ligne) ; qu'à trente-
sept semaines, ou huit mois et demi, il a huit centimètres
et demi ou neuf centimètres d'étendue (trois pouces deux
lignes).

Ces mesures données par le professeur de Strasbourg,
prises sur un bon nombre de têtes de fœtus nés avant terme,
sont exactement celles de deux têtes que je possède, et
dont l'une, née à sept mois et demi (33 semaines), offre
un diamètre bipariétal de deux pouces et demi (7 cent.); et
la seconde, née à huit mois (35 semaines), présente trois
pouces (8 cent. 2 m.) dans le même diamètre.

Dans le cas auquel j'avais affaire, en attendant jusqu'à
huit mois et demi, je devais mettre du côté de l'enfant
toutes les chances de le faire naître vivant, parce qu'à
cette époque de sa vie intra-utérine, le diamètre bi-pariétal
de sa tête ne pouvait avoir que huit centimètres et demi
d'étendue (3 pouces 1 ou 2 lignes), au lieu de neuf centimètres et demi (3 pouces et demi), qu'il aurait eus à neuf
mois, à terme. Ce diamètre de huit centimètres et demi

(3 pouces 1 ou 2 lignes) devait passer, avec un peu de réduction que la tête subirait sous l'influence des contractions utérines, dans le diamètre bis-ischiatique, qui n'offrait plus que huit centimètres et demi (3 pouces)
d'étendue.

Ce raisonnement a été justifié par le résultat.

Je vais au-devant d'une objection qui se présentera à
l'esprit de beaucoup de praticiens, et qui s'est présentée
au mien tout le premier. On me dira que dans les quinze
jours qui devaient s'écouler de huit mois et demi, époque
à laquelle j'ai opéré, jusqu'à neuf mois, terme de la grossesse, la tête de l'enfant ne pouvait pas assez augmenter
de volume pour mettre obstacle à l'accouchement.

Cette objection ne m'a pas paru fondée et ne m'a pas
arrêté. Pendant les quinze jours au moins que l'enfant
devait encore rester dans l'utérus, le diamètre bipariétal
de sa tête devait s'accroître d'un à deux centimètres, et par
là empêcher son passage au détroit inférieur. Ce qui
prouve, du reste, que mes idées étaient rationnelles, c'est:
1º qu'arrivée au détroit inférieur, la tête a été longtemps
au passage, et qu'il a fallu employer le seigle ergoté pour
activer les contractions utérines; 2º c'est que les primipares, comme l'était cette fille, accouchent plus souvent
après neuf mois, à neuf mois et demi, qu'à neuf mois
précis, et que, par là, la tête de l'enfant devait acquérir
plus de volume, et son diamètre bipariétal s'étendre au
delà de l'état normal.

L'époque de la grossesse ne pouvait être déterminée
que de deux manières : ou par le dire de la femme, et les
praticiens savent combien les dires des mères sont incer-
tains, surtout pour celles qui accouchent pour la première
fois, et à plus forte raison chez une fille de la campagne; ou

par l'examen, l'exploration du col utérin. Or le col utérin
formait encore un bourrelet saillant ; il n'était pas entr'ouvert ni ramolli ; les fibres en paraissaient dures et fermes ;
le ventre ne s'était pas abaissé ; les glaires n'étaient pas
augmentées. D'après ces signes, je devais rester en deçà
de la vérité, en disant que la femme ne pouvait pas accoucher avant quinze jours, et plus encore.

Le 11 novembre au soir, je pratiquai une saignée de
deux palettes à la malade, et peu après je lui fis prendre
un bain général. Le 12, à 9 heures du matin, je plaçai dans
le col utérin, ou plutôt vis-à-vis et sur lui, un morceau
d'éponge préparée, taillée en cône. Conduit sur mon doigt
indicateur à gauche, au moyen d'une pince, et en suivant
le procédé de *Kluge*, de Berlin, je le pressai un peu contre
le col utérin pour l'y fixer davantage. Des éponges placées
dans le vagin pour soutenir l'éponge préparée, et un bandage en T, constituèrent tout l'appareil.

A deux heures du même jour, lorsque je supposai que
le col était entr'ouvert, j'enlevai l'appareil. Le col était un
peu dilaté, et la pulpe de mon doigt pouvait s'y loger à
peine. Je réappliquai une seconde fois l'éponge préparée ;
mais auparavant, pour que le col utérin ne se portât pas
en arrière vers le sacrum et n'évitât pas ainsi l'action de
l'éponge, je plaçai préalablement en arrière du col une
éponge ordinaire, puis je fixai le tout par un bandage en T.
A 9 heures du soir, des douleurs pendant lesquelles l'utérus
se contractait, se durcissait, se manifestèrent. Elles avaient
été rendues plus manifestes par cinquante centigrammes de
seigle ergoté donnés à 6 heures, puis à 7 heures du soir.
L'appareil fatiguant, gênant alors la malade, je l'enlevai,
et à dix heures je fis donner un demi-bain, puis quelque
temps après, une nouvelle dose de seigle ergoté, (50 centigrammes).

La femme dormit quelques heures, et, le lendemain 13, mon doigt pouvait pénétrer dans le col jusqu'à la racine de l'ongle. J'appliquai de nouveau l'éponge préparée, et enfin dans la soirée toute la première phalange de mon doigt indicateur put pénétrer dans le col déjà élargi. Je constatai que le col, de son orifice externe à l'interne, avait au moins trois lignes (1 cent.) de longueur ; qu'il était encore dur, résistant, et que pendant la douleur la poche des eaux commençait à se former. Pour accélérer le travail, à 11 heures du matin et à 3 heures après midi, j'administrai deux nouvelles doses de seigle ergoté. Je ne perdais pas de vue que, pour ramener le col de l'état où il était au début jusqu'à la largeur d'une pièce d'un franc, il fallait plus de temps que pour arriver de ce dernier point à une dilatation complète. Pour hâter et favoriser sa dilatation, il fut oint d'extrait de belladone mélangé de cérat. Cependant, dans la soirée, le col se ramollissant de plus en plus, et les douleurs diminuant d'intensité, je perforai la poche des eaux. Toute la nuit les douleurs furent vives; sur les quatre heures du matin, le travail se ralentit, les douleurs cessèrent.

Le stéthoscope, plusieurs heures après la rupture de la poche des eaux, me permit de constater que les brüits du cœur du fœtus étaient forts et énergiques; qu'il y avait 132 pulsations par minute; que leur plus grande intensité se faisait entendre du côté gauche du ventre de la mère (1re du sommet), et que le souffle placentaire, très-percevable dans les fosses iliaques, se faisait entendre, comme le pouls de la mère, cent fois par minute. La plus grande intensité du bruit du cœur de l'enfant se trouvant à gauche et presque vis-à-vis la symphyse du pubis, je pensai que la tête avait exécuté son mouvement de rotation ; que l'occiput était arrivé sous la symphyse du pubis, et que la tête s'engageait péniblement au détroit inférieur, ce qui arrêtait la marche de l'accouchement.

A 6 heures du matin, l'engagement au détroit inférieur était complet ; depuis longtemps les douleurs avaient cessé; le cœur de l'enfant battait toujours rapidement, et la bosse sanguine couvrait le pariétal droit. Craignant pour les jours de l'enfant si le travail tardait trop de s'achever, et si nous attendions trop longtemps, il me restait ou à appliquer le forceps, ou à donner le seigle ergoté. L'un et l'autre de ces moyens avait son inconvénient. M. Pingault et moi pensâmes qu'il fallait préférer la poudre obstétricale, parce que le forceps serait difficile à appliquer ; que la réduction de la tête que cet instrument opérerait, ou tout au moins l'extraction qu'il nous faudrait exécuter chez une primipare dont le périnée n'était pas assez dilaté, pourraient faire périr l'enfant. Cinquante centigr. de seigle ergoté furent donc administrés (en tout trois grammes depuis le commencement du travail); vingt minutes après, l'accouchement était terminé. La durée totale en avait été de 45 heures.

L'enfant, dont j'avais constaté les battements du cœur en donnant le seigle ergoté, un quart d'heure auparavant, ne donna aucun signe de vie; mais les bains tièdes, les frictions excitantes sur le corps, la respiration artificielle exercée sur la base de la poitrine, le rappelèrent à la vie après quelques minutes.

Dimension des diamètres de la tête de l'enfant.

Occipito-mentonnier, 12 cent. 1|2. (4 pouces et demi).
Occipito-frontal, 11 cent. (4 pouces).

Bipariétal, 9 cent. (3 pouces).

Occipito-bregmatique, 9 cent 1⧸2 (4 pouces 4 lignes).

N'est-ce pas là la confirmation du raisonnement qui m'a décidé à hâter cet accouchement? et ne dois-je pas être autorisé à soutenir que si l'enfant fût resté quinze jours de plus dans l'utérus, et peut-être trois semaines ou un mois, en raison de la condition de primipare de la mère et de la longueur du col utérin, il n'aurait pu naître sans opération sanglante, sans le sacrifice de ses jours, et sans compromettre au plus haut point en même temps ceux de la mère? Il y a plus, c'est que la lenteur et la difficulté avec laquelle la tête a franchi le détroit inférieur, et l'état de mort apparente où s'est trouvé l'enfant, doivent me porter à penser que le désir si vif que javais d'assurer la conservation de ses jours m'a peut-être porté à commencer trop tard cet accouchement, qui aurait été incontestablement plus facile pour la mère, si je l'eusse provoqué à 8 mois, au lieu de 8 mois 1/2.

Par rapport à la mère, nous voyons dans le fait rapporté au commencement de ce travail que la mère a succombé, et que les trois enfants nés d'elle sont morts. Rien ne pouvait arriver de pire après l'accouchement prématuré; et personne ne niera que si la femme, qui avait déjà accouché avec tant de peine, eût été soumise à cette opération en temps convenable, elle n'eût été sauvée. Dans le cas où j'ai opéré, quoique cette femme fût dans des conditions défavorables, puisqu'elle était primipare, cependant son existence a été conservée.

Par rapport aux enfants : les trois enfants de la première femme sont nés morts pendant le travail. Dans celle que j'ai opérée, l'enfant est né vivant; et s'il est mort cinq jours après, c'est par suite d'une cyanose et non par le fait de l'opération. Mais si on considère que l'enfant est né mort en apparence, fatigué par son froissement dans un canal rétréci, n'est-il pas certain qu'à terme il aurait fallu le mutiler, non sans mettre contre la mère de très-grandes chances de mort?

Quelques praticiens voudraient que cette opération ne fût pratiquée que sur des femmes qui seraient déjà devenues mères. L'un de ceux qui, en France, ont les premiers et le mieux étudié cette question (*Dictionnaire de médecine*, 2ᵉ édition), après discussion (relativement à la difficulté de diagnostiquer l'époque de la grossesse), a dit : « Les causes d'erreur à cet égard étant surtout rela- » tives à ce cas de première grossesse, on serait presque » sûr de s'en mettre à l'abri en ne provoquant jamais » l'accouchement prématuré chez des primipares. » Ces paroles, que je connaissais avant de faire cette opération, sembleraient une condamnation de ma conduite. Mais, après les avoir souvent méditées, et avoir pesé toutes les probabilités de succès avec les chances de mort pour la mère et la certitude de ce résultat pour l'enfant, j'ai passé outre. Le succès me servira-t-il de justification?

Les motifs tirés de la rigidité du col utérin, de la difficulté à le distendre chez une primipare, de l'incertitude de l'époque de la grossesse, invoqués par l'auteur, doivent seulement engager à redoubler de précaution, à n'opérer qu'autant que l'époque précise de la grossesse sera déterminée, à préparer la mère, les tissus sur lesquels on doit agir, à bien choisir le mode opératoire, à n'agir qu'avec une sage lenteur, sans rien brusquer; mais ils ne peuvent être une contre-indication formelle, absolue. Autrement le plus grand nombre des malheureuses femmes atteintes d'un vice de conformation du bassin ne pourraient profiter du bénéfice des progrès de l'art; elles seraient vouées, elles et leurs enfants, à une mort presque certaine ou à une opération sanglante, si pour les en faire jouir elles devaient traverser auparavant les chances, si périlleuses en pareil cas, d'un premier accouchement.

Aujourd'hui, à dix ans de distance du jour où cette opération a été faite, j'aurais recours à un autre procédé opératoire. Je provoquerais la dilatation du col par des irrigations d'eau.

Du croup compliquant la grossesse.

Parmi les complications qui sont venues aggraver la marche de la grossesse, il en est une que j'ai observée trois fois à la Maternité. Je veux parler du croup. Cette maladie, si rare chez l'adulte, acquiert un degré de gravité de plus quand elle vient compliquer la grossesse, et c'est sa rareté dans cet état qui m'a paru offrir de l'intérêt et m'a engagé à en parler ici. Je rapporterai d'abord ces trois faits le plus succinctement possible.

14e OBSERVATION.

Grossesse. — Croup sans voix croupale. — Mort. — Autopsie.—Fille de la campagne, 19 ans, primipare, enceinte de sept mois et demi, entrée en mai à la Maternité. Déjà enrouée, elle fut se coucher au soleil sur l'herbe et s'y endormit. Le lendemain la gorge douloureuse fut trouvée couverte de fausses membranes; là voix avait changé de timbre, quoiqu'elle ne fût pas *celle du croup*, d'un *petit chien qui aboie,* ou celle d'un *jeune coq qui chante.* Comparaison malheureuse et qui, comme on le verra plus loin, fut cause d'une erreur de diagnostic. Traitement actif, deux

saignées, vomissements de tubes membraneux, cautérisations répétées. Mort seize heures après l'avortement.

L'autopsie montra des fausses membranes dans la gorge,
elles doublaient la trachée, les bronches, et insufflées elles
auraient donné l'image du poumon. Engouement du poumon, dont la muqueuse est pâle, à peine injectée.

15ᵉ OBSERVATION.

*Absence de fausses membranes dans l'arrière-gorge.—Apho-
nie.—Absence de voix croupale.—Guérison.*—Cette fille primipare, 23 ans, me dit à la visite qu'elle avait étouffé toute
la nuit et qu'elle ne dormait plus, qu'elle avait rendu de
grandes peaux. L'aphonie était si grande qu'il fallait approcher mon oreille de sa bouche. A l'exploration, la
gorge offrit de la rougeur, une tuméfaction du voile du
palais, des amygdales, sans trace de fausses membranes.
Larynx douloureux à la pression, déglutition difficile, toux
fréquente, *non croupale,* expectoration abondante, épaisse,
dyspnée très-grande, inspirations fréquentes qui ne sont
ni complètes ni profondes. A la percussion, la poitrine est
moins sonore à droite qu'à gauche. A l'auscultation, point
de bruit vésiculaire, il est remplacé par un râle sonore,
grave, mêlé de râles muqueux abondants. Le stéthoscope
placé sur le larynx permettait de percevoir un bruit de
frottement rude, désagréable. Pouls fréquent, irrégulier.
Enfant vivant. *Gargarisme avec l'alun et le sirop de mûres.*

Le soir tous les symptômes avaient augmenté, je pres-
crivis 100 *grammes d'eau,* 45 *grammes de sirop d'ipécacuanha, cinq centigrammes de tartre stibié,* à prendre sur-le-
champ, en deux fois.

Dans les matières vomies, je trouve des membranes longues de six à sept centimètres, larges de deux centimètres, parcheminées, roulées sur elles-mêmes. — Le 20 avril, fausses membranes moins longues. La malade dort, elle mouille deux chemises. Aphonie. Expectoration abondante. L'air fait toujours entendre un bruit de *frottement rugueux* dans le larynx. *Bouillons.* Dans la soirée la malade est plus fatiguée. Sensation d'un *corps qui la gêne dans le larynx*, elle y porte sans cesse la main. *Même potion vomitive, vésicatoire sur le sternum.*—Vomissements, toux et expectoration moins fréquents. Le côté droit est toujours moins sonore que le gauche. Aphonie, sans toux croupale, sans fausses membranes dans la gorge. Elle mouille deux chemises. Le stéthoscope placé sur le larynx fait toujours entendre un frottement rude et pénible. Peu à peu, ces symptômes se dissipent et la malade guérit. Elle accouche trois semaines après d'un enfant vivant.

16e OBSERVATION.

Grossesse. — *Grippe.* — *Accouchement.* — *Péritonite.* — *Croup.* — *Mort.* — *Autopsie.* — Cette fille de la campagne dit n'avoir jamais été malade. Arrivée à la Maternité, le 8 mars, bien portante, elle y gagna la grippe, toussa beaucoup, eut un peu d'aphonie; elle se tint au lit, sua plusieurs chemises. On ne lui fit aucun traitement à cause de la fin prochaine de la grossesse. Elle accoucha trèsheureusement, à terme, d'un enfant vivant, le 1er avril.

En raison du froid, elle fut placée dans une chambre où il y avait du feu nuit et jour. Elle perdit alors abondamment pendant 24 heures. Après ce temps, il survint vers le troisième jour une fièvre de lait modérée; les lochies cessèrent pour ne plus reparaître. Depuis la couche, comme auparavant, la toux continua; elle mouilla plusieurs chemises au déclin de la fièvre de lait. Elle ne s'est pas levée. La fièvre a continué.

Le 4 avril j'examine la poitrine. A la percussion, bien plus d'obscurité à la partie postérieure du poumon droit qu'à gauche, où le son est clair. A l'auscultation, à gauche expansion pulmonaire, très-peu de râles; à droite, l'air pénètre difficilement, il y a moins d'expansion, les râles sont plus abondants. Il n'y a ni bronchophonie, ni égophonie. Sa voix ne se fait pas entendre, parce qu'elle est voilée, couverte, il y a presque aphonie. Expectoration difficile, légèrement teinte de sang.

Le ventre est peu sensible dans les fosses iliaques et au fond de l'utérus qui dépasse le niveau du pubis. 20 sang-sues à la vulve, *trois frictions* par jour, de quatre grammes chacune, d'*onguent napolitain*. Bouillons, tisane, julep pectoral, lavement émollient.

Le 5, les lochies ne coulent pas. Pouls à 110 pulsations, assez fort. L'aphonie augmente, l'état de la poitrine est le même; le larynx pressé légèrement, ne paraît pas doulou-reux, agitation la nuit, l'arrière-gorge est un peu rougeâtre, toux fréquente, peu d'expectoration un peu teinte de sang. Point de râles crépitants, ni de bronchophonie. La sensibilité du ventre augmente; un peu plus de tuméfaction. *Saignée* de 300 grammes, *frictions mercurielles* sur le ventre; *vésicatoire au bras: sinapismes: gargarisme avec alun trois grammes, eau cent vingt grammes, sirop de mûres trente-cinq grammes.*

Le 6, sang couenneux, l'aphonie augmente, sifflement dans le larynx, agitations la nuit. La voix s'éteint de plus en plus à la percussion, sonoréité à gauche en arrière, beaucoup moins à droite. A l'audition, expansion pul-

monaire à gauche, à droite expansion nulle. Engouement,
sans râles crépitants, ni bronchophonie. L'air pénètre difficilement, la voix éteinte ne retentit pas. Le stéthoscope
placé sur le larynx et la trachée ne fait entendre aucun bruis-
sement ni frôlement. Toux fréquente, pénible ; peu d'expectoration muqueuse un peu épaisse. L'utérus à son fond
est plus douloureux, il n'est pas rentré derrière le pubis.
Il y a douleur dans les fosses iliaques en comprimant. —
Un peu de rougeur dans l'arrière-gorge.—Point de lochies.
— *Douze sangsues sur le pubis et les fosses iliaques.* — *Fric-*
tions mercurielles le soir. —*Deux injections par jour comme*
hier. — *Gargarisme d'alun, tisane, julep pectoral, bouillons.*

Le 7.—Point de lochies, mieux dans la région utérine ;
l'aphonie augmente. Ce qui me frappe le plus, c'est la difficulté de la respiration ; sifflement laryngien, dyspnée,
voix éteinte qu'on peut à peine entendre, mais non
croupale. Le larynx pressé est un peu douloureux ; la
malade semble s'asphyxier ; les poumons sont dans le
même état, ils semblent s'engouer de plus en plus ; toux
non croupale, éteinte, sans modification ; expiration prolongée, aucune trace de fausse membrane dans l'arrière-
gorge ; je vois parfaitement l'épiglotte, sur laquelle il n'y a
rien ; je porte mon doigt jusqu'au fond de la gorge, pour
explorer la glotte afin de savoir s'il n'y a pas œdème, je
ne trouve rien. *Saignée,* le reste *ut suprà.*

Le 8.—Mieux du côté du ventre, mais sifflement laryngien très-grand ; inspiration des plus pénibles, sang couenneux, l'asphyxie augmente, les narines s'écartent, la
malade ne peut rester étendue, elle est plus relevée ; l'exploration des voies aériennes portée aussi loin que possible, ne me montre rien de plus. Il n'y a ni œdème, ni
fausses membranes ; les deux poumons, le droit surtout,

s'engouent de plus en plus en avant; jusque-là, la respiration était libre, elle l'est moins aujourd'hui. Il n'y a plus d'expansion pulmonaire. Pour moi, la laryngotomie devient de plus en plus indiquée. *Moins la saignée, le reste du traitement demeure, plus 3 grammes d'oxyde blanc d'antimoine dans le julep.* Le soir, tous ces signes augmentent. Je réunis deux confrères pour décider la trachéotomie, qui me paraît la seule ressource. Mais l'absence de *toux croupale,* l'aphonie qui n'est pas aussi complète que possible, *l'absence d'œdème, de fausses membranes couenneuses* jusque sur l'épiglotte que l'on voit; l'étendue de l'engouement pulmonaire à droite leur fait rejeter, contre mon avis, l'opération, et on donne *trois grains d'émétique dans 100 grammes d'eau, à dose vomitive, en trois fois, d'heure en heure, et un long vésicatoire sur le larynx.* La mollesse, la dépression, l'irrégularité du pouls étaient grandes, et un motif de plus pour ne pas opérer. Non, selon moi : l'hématose aurait fait cesser tout cela.

Elle vomit à peine, et meurt six heures après, huit jours après l'accouchement.

Autopsie 30 heures après la mort.

Dans le bassin dans la fosse iliaque droite un peu de sérosité; les pavillons frangés et les trompes sont un peu rougeâtres; le fond de l'utérus est un peu au-dessus du niveau des pubis. Il y a quelques légères fausses membranes entre l'utérus et la vessie. Le péritoine du bassin est un peu rosé; le col utérin est brun, un peu fendillé, il reçoit le doigt. La cavité du corps n'offre rien d'anormal pour l'époque de la couche.

Le poumon gauche est sain, crépitant; le droit adhère par des fausses membranes anciennes, celluleuses, organisées, que je coupe avec des ciseaux. En arrière, il

tient fortement, je le déchire un peu, il crépite partout ;
mais en arrière il est rouge, engoué, il ne se déchire pas
sous le doigt, il en sort en le pressant du sang, plus un
liquide blanchâtre, spumeux, épais ; coupé par fragments
très-petits, ils se précipitent au fond de l'eau.

Il n'y a rien dans l'arrière-gorge, le larynx est rempli de
fausses membranes croupales grises, *brunes;* elles remplissent les ventricules, s'élèvent jusque sous la face interne de la glotte sans la dépasser. Là, comme dans le
larynx, elles sont très-adhérentes; il n'y en a pas sur les
côtés de l'entrée de la glotte ; elles s'étendent dans la
trachée ou en haut; elles forment un tube de six centimètres ; plus bas, elles ne sont pas tubulées, et adhèrent
moins. Il n'y en a pas dans les bronches, elles s'arrêtent
trois centimètres au-dessus de leur division. La muqueuse
est rouge, pointillée au-dessous d'elles, plus pâle là où
il n'y en a pas.

Mamelles remplies de lait.

Les fausses membranes noirâtres dans le larynx pro-
venaient des efforts d'inspirations ou des vomissements
qui, dans les derniers temps, ont fait rompre des capillai-
res et teint ces fausses membranes en brun.

L'engorgement du poumon droit n'aurait pas suffi pour
faire périr la malade, car s'il augmentait par l'asphyxie
même, il n'était pas une contre-indication à la trachéotomie, pas plus que le moment où j'ai réuni mes confrères.

Je n'ai pas fait vomir, parce que la péritonite qui débu-
tait aurait pu en être aggravée.

Dans la première de ces observations, le diagnostic ne
pouvait être incertain, les fausses membranes le rendaient
palpable, et en trente-six heures l'autopsie vint attester la

nature du mal, quoiqu'il n'y eût pas de toux, ni de voix croupale. Dans les deux autres, le diagnostic était bien plus difficile, car il n'y avait pas de fausses membranes visibles, il n'y avait pas de voix croupale. Mais cette modification de la voix qu'on appelle *croupale*, qui la fait ressembler à la voix de certains animaux, a manqué dans mes trois observations; et même quand chez l'enfant elle se montre, elle n'est encore qu'un signe très-incertain, car on la retrouve souvent dans certaines angines simples, sans fausses membranes, ce qui fait croire à ceux qui s'en laissent imposer à un croup qui n'existe pas réellement. Il en est de même de l'aphonie, que l'on voit dans quelques grippes, l'angine, ou quelques maladies aiguës du poumon ou du larynx.

J'insiste sur ce point, que, quand il n'y a pas de fausses membranes visibles, l'absence de la toux dite croupale ne suffit pas pour faire dire qu'il n'y a pas croup. J'insiste, parce que c'est ce faux diagnostic qui a arrêté ma main prête à faire la trachéotomie sur ma dernière malade, car mes deux confrères ne crurent pas reconnaître un croup. Il n'y avait pas toux, voix croupale; comme si chez l'adulte tout devait ressembler à ce qui se passe chez l'enfant dans cette maladie. Quand à l'aphonie viennent se réunir tout ensemble des signes d'asphyxie augmentant sans cesse, des mouvements par lesquels les malades portent involontairement la main à leur gorge comme pour en enlever quelque chose; s'il n'y a pas d'œdème de la glotte, et si en appliquant le stéthoscope sur le larynx on entend un bruit rude, de frottement, de soulèvement ou de sifflement laryngien, en même temps qu'il y a rougeur, gonflement de l'arrière-gorge, douleur en pressant le larynx, on peut être sûr de l'existence du croup, de fausses membranes dans les voies aériennes. Quelle chance n'a-t-on pas alors, en opérant sur un larynx large, un larynx d'adulte ?

Les saignées ne donnent aucun bon résultat ; tout au plus permettent-elles au poumon de se dégorger momentanément. Mais elles ont ce grave danger de produire l'avortement ; car les accoucheurs savent combien les saignées le provoquent dans les dernières semaines de la grossesse, en dégorgeant trop rapidement le placenta. Et, d'ailleurs, ces pseudo-membranes ne se forment que sous l'influence d'une inflammation toute spécifique à laquelle la saignée ne peut être opposée avec avantage. C'est en combattant la débilité, la cause générale, par les moyens appropriés, localement par des excitants, des caustiques, qu'on peut espérer arrêter le mal. Les vomitifs sont sans contredit la médication la plus rationnelle. Ils détachent la fausse membrane et l'expulsent au dehors ; ils augmentent la sécrétion des muqueuses bronchique et laryngienne propres à imbiber, à ramollir la fausse membrane, à la séparer des muqueuses ; enfin ils excitent les fonctions de la peau, provoquent une diaphorèse secondaire, qui a été si utile à ma deuxième malade. La trachéotomie, tout en donnant de grandes chances à la conservation des jours de la mère, peut aussi conserver ceux de l'enfant en prévenant un avortement que le manque d'hématose rend inévitable.

Contrairement à l'opinion des maîtres de la science, de M. Bretonneau (et j'en ai trouvé d'autres cas chez les enfants), le croup ne commence pas *toujours* par des fausses membranes dans l'*arrière-gorge*. Il peut se montrer dans la trachée, le larynx, y rester confiné. Mes deux dernières observations le prouvent sans réplique. Le diagnostic en est rendu par là plus difficile, plus incertain, d'autant plus que j'ai vu de très-bons esprits partager cette erreur, dont les suites peuvent être déplorables en éloignant, en empêchant de recourir à l'opération en dernier lieu, bien plus chanceuse chez les adultes que chez les enfants.

Influence fâcheuse de la cautérisation du col utérin sur le cours de la grossesse.

Depuis la publication de l'ouvrage d'un médecin anglais, de *M. Bennet,* que la traduction de *M. Aran* a rendu pour ainsi dire classique en France (*Traité pratique de l'inflammation de l'utérus*), l'étude de ces maladies s'est vulgarisée, et avec elle la cautérisation. On cautérise aujourd'hui le col utérin avec un empressement vraiment irrationnel.

J'examinerai ici la question de savoir si la cautérisation du *col utérin pendant le cours de la grossesse* n'est pas quelquefois suivie d'accidents. Malgré l'autorité de ces deux noms et celle de *M. Courty,* professeur à Montpellier, les faits me portent à dire que ces opérations ne sont pas toujours innocentes, au moins pour l'enfant. Je déclare que je n'ai jamais voulu cautériser de femme pendant le cours de la grossesse, et qu'il me faudrait de bien puissantes raisons pour m'y déterminer. Car pendant l'état de gestation le ramollissement du col, son développement physiologique, son accroissement en tout sens, dû à une nutrition plus abondante à laquelle tout l'organe participe; cet accroissement de vitalité surabondante dis-je, entraîne quelquefois des écoulements plus ou moins épais, à tel point que quelques femmes en sont parfois inondées, ce qui rend la membrane muqueuse mollasse, fongueuse, quelquefois saignante, comme nous le voyons aussi dans certains coryzas intenses, sans que pour cela le col utérin s'éloigne sensiblement de l'état physiologique. Avant ces vingt dernières années, on guérissait la syphilis chez les femmes enceintes, comme aujourd'hui. Alors, on ne cautérisait pas le col utérin. Pour tarir des écoulements, réprimer des fongosités ou guérir des plaques muqueuses, voire même des ulcères, on avait recours à d'autres moyens : on guérissait alors comme aujourd'hui, et les médications employées ne provoquaient pas d'avortement, ne rendaient pas le col utérin induré. Si on veut relire l'observation cinquième de ce travail, on y verra que cette fille a été cautérisée un grand nombre de fois et peu de jours avant d'avorter à huit mois. Il en a été de même dans l'observation neuvième, de même dans celle qu'on va lire plus bas. Dans la seconde, la cautérisation a toujours eu pour résultat un épaississement, une induration du col qui a empêché la dilatation de se faire et aurait rendu l'accouchement impossible, si je ne me fusse décidé à faire l'opération césarienne vaginale.

17e OBSERVATION.

Accouchement à 8 mois. — Cautérisation. — Chute du cordon. — Bras gauche. — Version. — Enfant mourant en naissant. — Cette fille est en traitement depuis cinq mois. Depuis quinze jours on la *cautérise*, dit-elle, *trois fois par semaine avec un liquide. Elle l'a été la veille.* Les douleurs surviennent le lendemain, à 8 mois, fortes, énergiques, mais le col se dilate lentement. Douze heures après, la femme étant debout, la poche se rompt, il s'écoule beaucoup d'eau. Au toucher le col n'est pas complétement

dilaté. Le cordon tombé dans le vagin, bat rapidement.
Je t'ouve un doigt de la main et un avant-bras en dessous
(deuxième position de l'épaule gauche). Version facile,
rapide, parce qu'il y a beaucoup d'eau et que l'utérus
n'est pas rétracté. Enfant qui meurt deux heures après
être né.

Il est difficile de voir un effet suivre plus rapidement sa
cause. Cautérisation la veille avec un acide liquide, et
trois fois par semaine depuis quinze jours. Dans l'observation, on trouve sept mois de traitement, cautérisations
répétées avec le nitrate acide de mercure, avortement à
8 mois. C'est pour moi une grande conviction qui me
porte à dire que la cautérisation du *col utérin pendant la
grossesse* est une pratique irrationnelle, toujours inutile et
souvent dangereuse, et j'ose dire qu'elle n'est qu'un
moyen très-accessoire de guérir la syphilis. Il serait sage
d'y renoncer, ou de ne s'y décider que dans des cas excessi-
vement rares et après consultation. Pour moi, j'ose dire que
c'est une affaire d'humanité pour la mère et le fœtus.

Qu'on médite l'observation suivante, que j'ai recueillie
sans intention de la publier, uniquement pour mon instruction, comme je fais de tous les cas qui m'intéressent,
je la livre telle quelle sans y changer un mot. Elle est
complète, comme on dit, car l'autopsie s'y trouve.

18e OBSERVATION.

Avortement après cautérisation du col utérin. — *Métro-péritonite.* — *Guérison.* — *Mort sept semaines après.* — *Autopsie
intéressante.* — Une fille avait déjà eu un enfant. A cinq
mois de grossesse, vingt jours avant l'avortement, on lui
fit une injection avec de l'eau, dit-elle, dans le col utérin.

Elle fut prise de vives douleurs dans la fosse iliaque droite; des sangsues les arrêtèrent. Quinze jours après, elle fut *cautérisée avec du nitrate d'argent dans le col utérin.* Aussitôt de vives douleurs se firent sentir dans la fosse iliaque droite, qui s'étendirent à la matrice et donnèrent lieu à des symptômes d'avortement. Le lendemain, saignée du bras qui ne calma pas les douleurs, puis une seconde saignée. Le 14 septembre elle entra à la Maternité, et le 15 je lui fis donner un quart de lavement avec *dix-huit gouttes de laudanum.* Le 16, même traitement. Le 17, avortement d'un fœtus d'au moins cinq mois; sans hémorrhagie.

Le lendemain 18, point de lochies, douleurs très-vives dans le ventre, surtout dans la fosse iliaque droite; tuméfaction et matité dans ce point plus qu'ailleurs; très-vive sensibilité à la pression. Le poids des couvertures est pénible. Utérus saillant derrière les pubis, douloureux; langue rouge, soif, pouls à 100 pulsations par minute. Plaintes continuelles. 20 *sangsues* dans la fosse iliaque droite, *cataplasme, lavement émollient, onctions avec 80 grammes d'onguent napolitain.*

Le 19, même état, même traitement moins les sangsues.

Le 20, il n'y a point d'écoulement à la vulve, le ventre est plus ballonné, plus douloureux, mat dans la fosse iliaque droite; le fond de la matrice dépasse le détroit supérieur; respiration gênée, nausées, langue rouge, soif, pouls parfois irrégulier, à 115 pulsations, un peu de délire, agitation, malaise continu, très-vive sensibilité du ventre. 12 *sangsues à la vulve, gomme édulcorée 3 pots, 80 gram. d'onguent napolitain.*

Le 21, même état, il s'aggrave plutôt que de diminuer,

il survient de la diarrhée involontairement, elle va très-souvent à la selle; le ventre est plus ballonné, sonore, très-douloureux au milieu, derrière le pubis et à droite; hoquet fréquent sans vomissements, respiration courte, pouls un peu irrégulier. *Traitement idem, de plus un 1/4 de lavement avec 12 gouttes de laudanum, deux vésicatoires aux jambes.*

Le 22, l'état empire : j'ajoute au traitement ci-dessus *cinq centigrammes d'extrait gommeux d'opium en deux pilules*, dans le but d'arrêter la diarrhée et de combattre la métro-péritonite.

Le 23, pouls le matin à 96 pulsations, le soir à 120. Langue rouge, hoquet, délire la nuit; le ventre reste toujours le même, mais n'augmente pas; point d'écoulement lochial, diarrhée continue, involontaire. *Lavement, cataplasme émollient, 80 grammes d'onguent napolitain, 5 cent. d'extrait thébaïque. Injections dans l'utérus avec 60 gram. d'eau distillée et 30 centigr. de nitrate d'argent dissous.*

Le 24, même état, même traitement; seulement je fais placer de plus un *très-large vésicatoire volant sur le ventre à droite.*

Le 26, le hoquet cesse depuis le vésicatoire volant, le pouls est à 94 pulsations, le ventre est moins ballonné, les selles sont toujours fréquentes; agitation la nuit sans délire. *40 gram. d'onguent napolitain où il n'y a pas de vésicatoire, extrait thébaïque.*

Les jours suivants, le ventre est affaissé, le fond de l'utérus se touche derrière les pubis, non rentré dans le bassin. La fosse iliaque droite est moins élevée, moins douloureuse. Pouls à 86 pulsations le matin, à 100 le soir. Diarrhée abondante, plus rarement involontaire. Bouillons, *40 gram. d'ong. nap.* en frictions; je donne *un gram. de*

6

diascordium qui rend les selles moins liquides, mais déplaît à la malade et provoque des nausées. Le 2 octobre, pour hâter la résolution, je fais appliquer un autre *vésicatoire volant* sur le ventre et donner un *quart de lav. avec* 12 *gouttes de laudanum le soir*.

Le 4 octobre, mieux, sommeil, moins de douleur dans le ventre, point de diarrhée la nuit, pouls à 95 pulsations. Elle demande à manger. *Bouillons*, 1/4 *de lav. avec* 15 *gouttes de laudanum : eau de riz.*

Depuis ce jour rien n'avait pu arrêter complétement la diarrhée : les opiacés à dose élevée, le diascordium seul ou combiné avec l'extrait de ratanhia, le cachou, rien ne l'avait complétement calmée. Elle avait diminué un peu dans les derniers jours. Chaque fois que j'ai exploré le ventre, j'ai trouvé derrière le pubis le fond de l'utérus non revenu sur lui-même, toujours sensible et douloureux. Il était survenu de la toux, et l'auscultation avait permis de reconnaître des tubercules ramollis dans les deux poumons au sommet. La maigreur était extrême. Elle mourut le 3 novembre, sept semaines après son entrée à la Maternité.

Autopsie 26 heures après la mort.

Amaigrissement extrême, poumons adhérents par des fausses membranes anciennes. Le sommet des deux poumons et le lobe moyen étaient parsemés de petites cavernes ramollies, ne communiquant pas ensemble.

En enlevant la paroi abdominale, au-dessus du pubis et un peu à droite, je tombe dans un foyer purulent qui contenait un pus sale, grisâtre, pouvant contenir cinquante grammes de pus. Les parois en étaient gris brun sale et ramollies, et recouvertes d'une fausse membrane peu consistante. Ces parois étaient formées par la face postérieure de la paroi antérieure abdominale réunie à la fin de l'épiploon et au fond de la matrice. Deux anses des intestins étaient soudées par des fausses membranes solides avec le sac, et s'y ouvraient par de larges ouvertures, l'une de cinq centimètres, l'autre de deux. Il en résultait que les matières fécales liquides étaient versées dans ce sac pour rentrer dans l'intestin, sans que ces matières tombassent dans le péritoine, en raison des adhérences fermes et solides qui unissaient ces anses intestinales ulcérées au sac accidentel. Ce n'était point un sac de hernie ancienne, il n'en avait ni le siége, ni l'aspect, ni la forme. Les anses intestinales ailleurs étaient unies entre elles par des fausses membranes fixes, celluleuses et très-anciennes, trace d'ancienne péritonite. Les anses intestinales qui s'ouvraient dans le sac étaient d'un rouge brun violacé.

Le fond de la matrice rétractée et revenue sur elle-même à l'extérieur, faisoit paroi du sac. La trompe, l'ovaire, le ligament large, l'intestin rectum n'en faisaient pas partie. La face interne de la matrice n'offrait rien à noter, si ce n'est que le placenta avait été inséré au fond et à gauche, où on trouvait quelques parcelles de la membrane muqueuse caduque, qui ne s'étaient pas complétement écoulées. L'utérus semblait revenu à l'état où il aurait dû se trouver, six semaines après l'accouchement.

Réflexions.

Il ne faut pas cautériser les femmes grosses. La tumeur que je trouvai derrière et un peu au-dessus du pubis, était due, non pas à la matrice non rétractée sur elle-même, mais aux adhérences des organes dont j'ai parlé et au foyer purulent que ces adhérences circonscrivaient.

Elle s'était incontestablement développée sous l'influence
de l'inflammation que l'injection dans la cavité utérine
d'abord et plus tard la cautérisation de la cavité du col,
avaient successivement fait développer dans le péritoine.

19ᵉ OBSERVATION.

*Catalepsie pendant la gestation. — Guérison après
l'accouchement.*

Cette jeune fille, 18 ans, primipare, bien constituée
a toujours joui d'une bonne santé, assure n'avoir jamais
eu de crise nerveuse; d'un tempérament lymphatico-san-
guin, elle est vivement affectée de sa grossesse. A 7 mois,
elle fit une chute dans l'escalier de la maison, ce qui né-
cessita une saignée et des sangsues dont elle se trouva
bien; après, elle eut une crise qui cessa bientôt; d'autres
revinrent plus tard sans régularité. Je lui donnai un *bain*,
et à la suite survint une attaque qui dura 6 heures. *Potion
éthérée*. L'accouchement fut heureux et prompt, et aussitôt
après nouvelle attaque de catalepsie, pendant laquelle on
fit la délivrance sans que la malade en eût conscience.

Elle perdait connaissance lentement, restait immobile;
la respiration était faible, il y avait dix inspirations par minute qu'on ne pouvait compter qu'en suivant de l'œil les
mouvements de la paroi du ventre; pouls à 72 pulsations,
murmure respiratoire doux qu'on entend à peine en pla-
çant l'oreille sur la poitrine. Elle n'entend, ni ne voit, elle
ne sent pas si on la pince ou la pique. Teint naturel. Tantôt les yeux sont fermés et si on écarte les paupières, elles
restent ouvertes. L'œil est alors mobile et se porte insen-
siblement sous la paupière supérieure, la pupille paraît

immobile ; tantôt il est à demi ouvert et le globe dirigé en
haut, elle semblait dans l'extase. Son teint légèrement
coloré sur une peau blanche, ses yeux dirigés vers le ciel,
lui donnaient un aspect indéfinissable de bonheur ; si on
lui élevait un ou les deux membres, ils gardaient la pose
qu'on leur donnait et ne retombaient lentement et par leur
propre poids que quand la respiration l'animait et qu'elle
revenait à elle-même. Point de mouvements convulsifs dans
aucun point du corps et peu de fatigue après les crises.
Interrogée, elle dit ne se rappeler rien, n'avoir pas conscience de son état. Nouvelle attaque, deux jours après sa
couche, d'une demi-heure. Guérison et sortie 12 jours
après la cessation des attaques.

La catalepsie est toujours une maladie rare et les médecins qui n'en ont jamais rencontré dans le cours de leur
pratique ne sont pas rares. C'est ce qui m'a engagé à publier cette observation. Comme je la croyais liée à l'influence du système utérin sur l'ensemble du système nerveux, j'ai cru devoir attendre la fin de la gestation sans
lui opposer de moyen actif. Aussi, a-t-elle guéri aussitôt
après l'accouchement. La chute douloureuse que la malade
avait faite dans l'escalier, n'a été que l'occasion du développement de cette maladie.

DE L'INFLUENCE DE LA GESTATION SUR LA PHTHISIE.

Au fur et à mesure que l'on avance dans l'étude de la
gestation et des accouchements, de nouvelles questions se
présentent à résoudre. Les médecins anciens, *Franck, Baume,
Cullen, Bordeu, Portal, etc., etc.*, enseignaient que la grossesse arrêtait la phthisie ; le mariage était même conseillé
par quelques-uns pour en suspendre les progrès. Le plus

grand nombre de ceux qui ont écrit de nos jours sur cette maladie, restent au moins dans le doute sur ce point, comme MM. *Louis, Bricheteau, Fournet,* tandis que *Bayle, Laennec* se taisent sur cette question. L'esprit de rigueur apporté dans les recherches et dans les observations à notre époque, a permis de résoudre la question en sens contraire des idées admises jusqu'ici. MM. les professeurs *Stoltz,* à Strasbourg, *Grisolle,* à Paris, ont rectifié cette erreur malheureusement trop répandue dans la pratique. La Maternité m'a donné plusieurs fois l'occasion d'étudier cette question, et en m'appuyant sur quelques faits recueillis avec soin, de dire que, loin de retarder la marche de la phthisie, la gestation dans toutes ses phases ne fait qu'en hâter la marche, et que l'allaitement, qui en est le complément, seul, peut la faire développer.

20° OBSERVATION.

Deuxième grossesse. — Présentation du sommet avec la main. — Avortement à sept mois et demi. — Phthisie. — Mort onze jours après. — Cette femme mariée est enceinte pour la deuxième fois. Elle a allaité son premier enfant. Elle n'a jamais craché de sang, mais elle s'enrhumait avec une très-grande facilité. Elle toussait toujours, rendait des crachats épais et était oppressée, essoufflée. Elle n'avait ni diarrhée, ni sueurs. Quand elle arriva, elle éprouvait déjà les premières douleurs. Toux fréquente avec expectoration épaisse et abondante de crachats arrondis, nageant dans un liquide plus clair. Les malléoles s'infiltrent à la percussion, le son est plus obscur dans toute la poitrine; on y entend partout des râles muqueux, et du gargouillement sous les clavicules. Point d'expansion pulmonaire. Dyspnée qui force la malade à rester assise.

L'enfant est vivant. Le col utérin a l'étendue d'une pièce de deux francs, et quand la poche se rompt, je trouve la tête en deuxième position accompagnée de la main. L'âge du fœtus, la maladie de la mère phthisique au troisième degré, la rapidité du travail m'empêchent d'intervenir. En moins de 6 heures, elle mit au monde un garçon vivant, de 7 mois, qui mourut peu après.

Pour la mère, la toux et l'expectoration augmentèrent après l'accouchement, les lochies coulèrent à peine et la fièvre de lait donna une impulsion nouvelle et telle aux symptômes de la poitrine, qu'elle mourut, ayant des sueurs et de la diarrhée, onze jours après.

L'autopsie fut-ce qu'elle est chez les phthisiques au troisième degré: des poumons adhérents et qu'il fallut déchirer pour les enlever, des tubercules petits et ramollis partout, des cavernes au sommet à loger des pommes ordinaires, l'utérus, déjà revenu sur lui-même, portant les races de l'insertion du placenta à son fond et en arrière, le col contus, ecchymosé non déchiré.

Cette femme était-elle phthisique à sa première grossesse? il serait difficile de le dire. Mais au moins elle en avait la prédisposition, et l'activité imposée aux mamelles par la lactation, l'appel incessant fait au sang vers les organes de la poitrine, et plus que tout cela, les fatigues et pertes continuelles imposées à l'économie par la sécrétion lactée, ont eu la plus triste influence sur le développement de la phthisie; car c'est de cette époque que la toux plus fréquente et l'oppression commencent à dater. Comme cette femme s'enrhumait souvent, facilement, il y a lieu de croire que la première gestation a fait développer les ubercules ou au moins la prédisposition qu'elle y avait

déjà. La lactation, à son tour, est venue joindre sa perni-
cieuse influence pour hâter leur développement, leur im-
primer une nouvelle poussée. C'est alors que les tubercules
ont dû commencer à se ramollir ; que la dyspnée a augmenté, comme l'abondance de l'expectoration. Après le
sevrage, les règles ont reparu. Mais comme l'aptitude à
la fécondation chez les femmes phthisiques est très-grande
et comme il est d'observation que chez elles les besoins
génésiques sont plus développés, cette femme ne tarda
pas à devenir de nouveau enceinte. Sous l'empire de cette
seconde grossesse et de l'impulsion donnée à toute l'économie, de l'exaltation imprimée à toutes les fonctions
par cet état, de la suppression des règles qui a appelé le
sang vers d'autres points, la phthisie a reçu une suracti-
vité, tous les signes s'en sont accrus au point qu'elle n'a
pu aller jusqu'au terme et a avorté à sept mois, pour succomber quelques jours après.

21° OBSERVATION.

*Deuxième grossesse. — Phthisie au troisième degré. —
Dyspnée. — Infiltration. — Accouchement à huit mois. —
Hémoptysie. — Mort dix-huit jours après. — Autopsie. —*
Cette femme était souvent oppressée et s'enrhumait facilement. Elle avait allaité son premier enfant. Devenue enceinte trois ans après, elle eut un vomissement de sang.
Cependant les premiers mois de sa grossesse passèrent
assez bien ; mais, à trois mois et demi, elle fut prise de
toux, d'oppression, qui ne firent qu'augmenter. Elle entra
à l'Hôtel-Dieu où on constata des crachats abondants,
épais, arrondis, une infiltration qui s'élevait de jour en
jour. Matité dans les côtés de la poitrine et sous les calvi-

cules, mais sous celle de gauche, il y a un peu de sonoréité. A l'auscultation on trouve des râles muqueux très-
abondants, du retentissement dans la voix, du gargouillement et de la pectoriloquie très-manifestes et dans une
grande étendue sous la clavicule gauche. Dégoût, sans
diarrhée. Après trois mois de séjour elle sort de l'hôpital
où on l'a traitée comme phthisique. Quelque temps après
elle entre à la Maternité. Là elle ne peut dormir dans son
lit, mais assise, tant la dyspnée est grande. L'infiltration
est énorme, point de diarrhée. Tous les signes de la poitrine
sont ceux notés plus haut. Elle accouche très-facilement à
huit mois d'un enfant vivant. Point de lochies ni de lait, et
quatre jours plus tard, hémoptysie effrayante par la
quantité de sang rendue. Toux incessante, dyspnée, infiltration, urine albumineuse. Le fer et les préparations de
ratanhia calment un peu l'hémoptysie. La malade meurt
dix-huit jours après.

A l'autopsie, caverne très vaste sous la clavicule gauche, et d'autres beaucoup plus petites çà et là dans le
tissu pulmonaire qui est adhérent, et entre elles des tubercules isolés ou groupés à l'état cru (premier degré).
L'utérus comme après quelques jours de couche.

Cette femme avait probablement ses tubercules dès sa
première grossesse, sous l'empire de la lactation ils ont
pris du développement. Elle avait déjà des cavernes quand
elle devint grosse pour la deuxième fois, car c'est à cette époque qu'elle eut une première hémoptysie; c'est-à-dire,
quand les règles se supprimèrent, le sang ne s'écoulant
plus au dehors se dirigea vers l'utérus pour fournir à la
nutrition du fœtus et se porta en même temps vers la poitrine appelé par le travail qui s'opérait dans les tubercules
ou l'ulcération des cavernes. Il y eut là une impulsion

imprimée à cette époque à la phthisie. Puis, après l'accouchement, l'écoulement lochial, la fièvre de lait, ne s'éta-
blissant pas, entravés par le travail qui se passait dans les
poumons, il survint une nouvelle hémoptysie très-abondante, qui a duré plusieurs jours.

Loin donc, bien loin de suspendre sa marche pendant
la grossesse, la phthisie, dans ces deux observations, en a
reçu une poussée nouvelle. Physiologiquement il devra en
être ainsi dans l'immense majorité des cas. La suppression
des règles, premier signe de la gestation, doit entraîner
le sang là où se fait un appel plus grand, où se montre
un centre de fluxion. Mais comme la nutrition du fœtus
dans les premiers mois, ne suffit pas à mettre en œuvre
tout celui qui devait s'écouler au dehors, ce liquide se
porte alors vers les poumons en raison de la prédisposition existante ou de la présence de quelques tubercules
latents ou déjà en voie d'accroissement, de ramollissement.
Si, dans le cours ordinaire de cette maladie, on la voit
quelquefois suspendre sa marche et s'arrêter, il suffit de
la cause la plus légère après ce temps de repos pour accélérer son développement. Or, la suppression des règles au
début de la grossesse, devient une cause des plus actives
de ce développement.

A une époque plus avancée, vers cinq à six mois, le
refoulement du diaphragme, la gêne de la respiration, en
empêchant la dilatation des poumons, troublent l'hématose,
aidant à précipiter encore la marche de cet état. Chez mes
deux malades, la phthisie, en hâtant le terme de la grossesse, ne leur a pas permis d'aller jusqu'à neuf mois, tant
ses progrès ont été rapides. A huit mois elles ont mis au
monde des enfants qui se sont éteints aussitôt. Et pour
les mères, le terme de la gestation n'a été pour elles que

le moment marqué pour leur fin prochaine. L'activité imprimée jusque là à l'utérus cessant, les cavernes ont dû se creuser davantage, et les femmes ont succombé aux progrès de l'ulcération, d'une hémoptysie qui a continué jusqu'à la mort. Nous trouvons dans l'observation 18e de ce travail, à l'autopsie, des cavernes petites et isolées. La grossesse a dû hâter leur ulcération.

L'allaitement a sur la marche ou le développement de la phthisie une influence bien plus grande ni moins triste que la grossesse. Si ce n'était sortir de l'étude des faits observés à la Maternité, je pourrais en rapporter quelques-uns tirés de mes observations particulières, qui appuiraient cette proposition. Si déjà la nourrice est tuberculeuse, le défaut de menstruation et l'appel fait au sang vers la poitrine par l'activité imprimée aux mamelles ne tardent pas à faire naître l'oppression, la toux, la dyspnée et l'expectoration purulente.

Il y a plus : la dépense de force par la sécrétion continue et inaccoutumée des mamelles suffit seule, quand elle est prolongée, pour faire développer des tubercules chez les femmes qui n'en ont pas actuellement, mais qui y sont simplement prédisposées. M. *Huzard* a démontré, dans un mémoire imprimé dans les *Annales d'hygiène*, que beaucoup de vaches des environs de Paris, tenues à l'étable et fournissant du lait plusieurs années de suite pour la consommation, mouraient de la *pommelière* (phthisie). La fonction étant la même chez la femme, doit entraîner les mêmes résultats.

Cependant MM. *Becquerel* et *Vernois*, dans leurs analyses du lait de la femme, pendant l'état de santé et de maladie, disent que, chez les phthisiques, le début de l'altération du lait coïncide avec l'apparition de la diarrhée et de l'amaigrissement, et comme conséquence que, par rapport à l'enfant, on peut *continuer* l'allaitement jusqu'à la manifestation de ces deux symptômes.

Les praticiens n'adopteront pas les données fournies par l'analyse chimique, car ils savent combien les phthisiques sont mauvaises nourrices et quelle influence leur lait sécrété d'un sang mal hématosé, mal élaboré, a sur le développement et la santé des enfants. D'ailleurs, des analyses chimiques même de ces auteurs, il ressort que dans les affections chroniques il y a déperdition du caséum et augmentation de beurre dans le lait : par conséquent, trouble, altération dans sa sécrétion, qui ne peut qu'entraîner une influence funeste sur le nourrisson.

J'ai dit, en commençant ces réflexions sur l'influence de la gestation sur la grossesse, que généralement les médecins considéraient la gestation comme un moyen de suspendre le cours de la phthisie, sinon de la guérir. Depuis que j'ai écrit ces lignes, un médecin de Paris, M. *Larcher*, a présenté à l'Institut, le 6 avril 1857, un mémoire intitulé : *De l'Hypertrophie normale du cœur pendant la grossesse et de son importance pathogénique.* Dans ce mémoire l'auteur se montre pénétré de cette idée ancienne que trop d'observations viennent chaque jour infirmer. « C'est, dit-il, en poussant le sang artériel vers le produit » de la conception que le ventricule gauche tient dans une » sorte d'arrêt la tuberculisation pulmonaire. » Les deux observations que je publie démontrent que l'opinion avancée dans le mémoire et la déduction pathogénique qui en a été tirée n'est pas aussi générale que le dit l'auteur, et a besoin d'être singulièrement restreinte.

Délivrance. — Placenta.

La délivrance n'a été contre nature, ou, pour mieux dire, n'a nécessité mon intervention que cinq fois. Deux fois le placenta était adhérent. Dans l'un de ces cas, il y avait une hémorrhagie assez abondante pour déterminer des syncopes, des tintements d'oreilles. Il a fallu porter la main dans la cavité utérine, saisir l'organe par le point où il était décollé et l'enlever par lambeaux, puis quand il a été enlevé complétement, comprimer l'aorte pour se rendre maître de l'hémorrhagie et donner du seigle ergoté pour en prévenir le retour. Deux fois il m'a fallu intervenir par suite du resserrement spasmodique du col utérin provoqué par l'administration du seigle ergoté pendant le cours du travail. La délivrance ne pouvant se faire, il a fallu agrandir le col utérin rétracté, avec les doigts portés l'un après l'autre dans le col, enduits d'extrait de belladone et écartés successivement pour permettre à l'organe de passer. Une fois il m'a fallu intervenir pour cause d'inertie.

Le *placenta* m'a, dans quelques grossesses, présenté des particularités dignes d'être notées. L'un était inséré sur le bord du col utérin, et au moment du travail, en s'agrandissant, le col utérin dépassa bientôt le placenta qui se décolla et produisit une hémorrhagie. Après l'accouchement, cette portion décollée fut trouvée infiltrée de caillots. Dans un autre cas, cet organe était altéré et d'une couleur verdâtre. Le fœtus était mort depuis quelques jours, à huit mois. Dans un troisième, la face utérine du placenta offrit dix à douze noyaux indurés, jaunes. Au centre de quelques-uns, il y a avait un liquide rouge, sanieux, dû au sang et renfermé comme dans un kyste, car je pus l'enlever sans

altérer le noyau. Dans quelques autres on trouva l'apparence celluleuse de l'organe. Dans un quatrième, il y avait
un caillot fibrineux décoloré, blanc, qui tenait aux membranes dans le point où elles se continuaient avec le placenta. Sa décoloration se faisait par nuances insensibles,
d'abord blanc, puis rose pâle, puis rose vif, et enfin noir.
Toutes ces altérations indiquaient des congestions qui
s'étaient faites à des époques différentes, avaient décollé
le placenta dans ce point; et le sang épanché, infiltré dans
ses cellules ayant été résorbé, offrait toutes ces nuances de
coloration, suivant l'activité de la résorption ou l'ancien-
neté et l'abondance de l'épanchement. Mais jamais, là où
e placenta était décollé, la circulation n'avait repris son
cours.

J'ai un placenta, provenant d'un avortement, qui offrait
un singulier aspect. Une portion peu étendue du placenta,
de la largeur de la moitié de la main, était d'un rouge-gri-
sâtre dur et çà et là un peu jaunâtre. Il était difficile d'y
distinguer les cellules placentaires, ni aucune trace de
vaisseaux. Cependant, quand elle était incisée, on y distin-
guait par portion très-petite la texture du placenta. Cette
partie se continuait par une gradation insensible avec
le reste de l'organe. C'était évidemment un point qui
avait été le siége d'un épanchement sanguin qui s'était
infiltré dans les cellules, sang dont la partie la plus
séreuse avait disparu, et dont la fibrine mêlée, combinée
avec lui était restée, et en se décolorant de plus en plus avec
le temps avait pris les nuances de couleur que je viens
d'indiquer.

Dans d'autres points, c'étaient de véritables caillots
noirs, récents, mais qui, formés dans le tissu placentaire,
où le sang s'était épanché et amalgamés avec lui, lui sen-

vaient de base, de support, de manière qu'en les coupant il était facile de retrouver, de reconnaître le tissu de l'organe. Ceux-ci étaient récemment formés, au moment, ou peu de jours, d'heures avant l'avortement.

Tout le reste de l'organe était de la blancheur de la neige, formait une masse énorme pour loger le fœtus. Il en était resté une grande quantité dans l'utérus, car les doigts qui étaient introduits après l'avortement, en faisaient écouler aussi une grande quantité. Une hémorrhagie très-abondante et inquiétante à cause de l'état de faiblesse de la mère s'était déclarée après l'avortement et avait nécessité le seigle ergoté pour faire contracter l'utérus, ce qui en avait fait expulser plusieurs portions restées dans cette cavité.

Ce placenta, dont la texture et les fibres cellulaires entrecroisées étaient reconnaissables, présentait au milieu d'elles des centaines de mille de petites vésicules arrondies ou quarrées, de formes assez différentes ; qui étaient, les unes très-petites et du volume d'une tête d'épingle, les autres de celui d'un gros pois rond ; les unes renfermées au milieu du placenta, les autres plus saillantes, mais formant peu de relief. Elles contenaient un fluide blanc, limpide, transparent. Si j'exprimais avec les doigts un morceau de ce placenta, les vésicules rompues et le liquide écoulé, il ne restait plus qu'une trame celluleuse parfaitement incolore.

Ce n'étaient point les radicules du chorion qui s'étaient hypertrophiées à leur sommet et remplies de liquide, comme dans la masse hydatiforme, ou en grappe. Le chorion était comme dans l'état ordinaire, et c'était dans toute la masse du placenta qu'existaient ces vésicules, excepté là où siégeait l'épanchement sanguin décrit plus haut.

Le volume du placenta, l'altération si singulière dont il était le siége, les accidents qu'avait éprouvés la mère, me font dire que cette altération était une hydropisie du placenta.

Enfin dans les grossesses doubles et lorsque les deux placentas se touchent ou se confondent, la circulation ne s'interrompt pas de l'un à l'autre organe. Il peut y avoir continuité de vaisseaux, ce que prouvent les injections poussées par un cordon qui vont distendre les vaisseaux des deux placentas ou revenir par l'autre cordon. De là, le précepte pour moi de toujours poser deux ligatures sur le cordon, que l'on coupe ensuite entre elles, pour prévenir une hémorrhagie possible, s'il y a deux enfants, par le bout du cordon pendant au dehors.

Compte rendu des principaux faits qui se sont passés pendant treize années à la Maternité de Poitiers, par le docteur BONNET, professeur de l'établissement. (*Suite et fin.*)

————∘⊶⊷∘⊷∘————

Chute de la membrane muqueuse du vagin. — Impossibilité de l'accouchement. — Le forceps échoue. — Version.

Le 22 avril 1857, j'ai accouché une femme de son quatrième enfant dans les conditions suivantes : elle sentit tout à coup quelque chose qui sortit au dehors. La sage-femme arrivée près d'elle, crut que c'était le placenta qui s'écoulait le premier. Elle m'envoya chercher aussitôt.

Je trouvai l'orifice vulvaire rempli par une énorme tumeur rougeâtre, infiltrée, transparente dans quelques points, présentant trois bosselures plus volumineuses que mes deux poings, dépassant les grandes lèvres, s'arrêtant à la commissure antérieure du périnée, se continuant à son centre dans le vagin en infundibulum. Par le toucher, l'orifice interne du col utérin pouvait recevoir à peine mes deux doigts et au-dessous de lui à quelques millimètres environ, on trouvait une induration résistante comme fibreuse, formant les trois quarts d'un cercle, c'était l'orifice externe du col et sa lèvre antérieure. En partant de ce point et en retirant le doigt, il longeait un prolongement de la muqueuse vaginale, sortait au dehors, contournait la tumeur extérieure, rentrait dans le vagin (laissant en dehors de lui les petites et les grandes lèvres), remontait très-haut dans le canal où il trouvait un cul-de-sac, pour ressortir le long et en dedans des petites

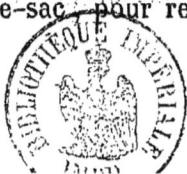

7

lèvres. Il y avait comme deux canaux emboîtés l'un dans l'autre. Le long de la paroi recto-vaginale du canal, la muqueuse était boursouflée, saignante, mais ne participait pas à cette chute, n'était pas renversée.

Cette femme n'avait jamais été malade, n'avait jamais eu de maladie dans cette région, n'avait point porté de pessaire, ni fait d'injection d'aucune sorte.

Les battements du cœur de l'enfant et ses mouvements étaient faciles à trouver. La poche des eaux était intacte, les douleurs étaient éloignées, peu fortes et presque nulles. La tête arrivait sur l'induration pendant les contractions qui s'arrêtaient aussitôt. Cette femme s'épuisait ; vingt-quatre heures après la tumeur s'était ramollie assez pour me permettre de placer les cuillers du forceps, et saisir la tête au détroit supérieur assez solidement pour pouvoir faire des tractions énergiques et prolongées, sans résultat aucun. La tête ne pouvait pas franchir l'induration malgré quelques douleurs qui se réveillèrent. Je fus forcé de faire la version qui me permit alors de dégager la tête sans trop de difficulté.

La membrane muqueuse herniée était alors rouge, violacée, fongueuse, il y avait des érosions grisâtres, je ne pus la faire rentrer.

Pourquoi la tête sortit-elle facilement après la version, quand elle ne put être entraînée par le forceps? Il est probable que les cuillers de l'instrument en pressant sur l'induration l'auront aplatie, peut-être même fendillée, ce qui aura permis plus tard à la tête de passer. Avec le forceps, c'était le gros de la tête, l'occiput, que j'engageai du haut en bas sur la lèvre antérieure du col indurée, précisément au point où elle cédait le moins, et où il y avait le plus de résistance. Si avec le forceps j'eus pu porter l'occiput en arrière et le faire glisser au-devant du périnée, l'accouchement se serait très-certainement fait, tandis que par la version, le corps de l'enfant agrandissait en passant le premier, le passage que devait traverser plus tard la tête. La délivrance se fit une demi-heure après, sans hémorrhagie.

L'application du forceps au détroit supérieur est toujours une opération difficile. Il est rare que la tête soit bien saisie, d'un côté à l'autre. Chez les primipares, la saillie de la commissure antérieure du périnée, qui n'a jamais été effacée, ni fendillée, rend encore l'opération plus difficile et le résultat plus incertain. Si j'ai solidement embrassé la tête dans les cuillers de mon forceps, ce ne put être qu'à la deuxième application et après bien des précautions, car la branche du forceps la première placée tournait toujours au dehors au fur et à mesure que la main touchait la tête pour appliquer la seconde.

Le 24 au soir, le pouls est à 100 pulsations, irrégulier; le ventre souple; il n'est douloureux qu'en pressant assez fort au-dessus du pubis, les suites de couche sont assez abondantes, la langue est humide, point de nausées, la tumeur est livide, grisâtre. *Bouillon, lotions, lav. cat. émol.*

26, cette femme est très-bien. Il faut qu'elle se mette plusieurs fois sur le vase avant de pouvoir uriner, et ce n'est qu'après une demi-heure d'effort qu'elle peut y parvenir. L'énorme bourrelet muqueux est grisâtre et suppure çà et là.

Les jours suivants il disparaît peu à peu. Les lotions émollientes en font diminuer l'inflammation et au fur et à mesure cette tumeur finit par rentrer dans le vagin. Après quinze jours, il n'y a plus à l'extérieur apparence de renversement. Cette femme reprend ses occupations.

En arrière de la vulve , la muqueuse est toujours épaissie et forme bourrelet dans le vagin. Il est probable qu'à une autre grossesse , le renversement muqueux se reproduira et empêchera de nouveau l'accouchement.

Peu de semaines après cet accouchement, je fus appelé en ville pour donner des soins à une femme arrivée au septième mois de sa grossesse , elle était enceinte pour la seconde fois , et portait, disait-elle, quelque chose qui lui sortait des parties génitales. A l'examen, je reconnus aussitôt une chute de la muqueuse vaginale, avec un écoulement abondant de mucosités. Elle formait comme chez la première un bourrelet très-saillant, volumineux et dépassait la vulve de plusieurs centimètres. Elle en était gênée dans sa marche. Je lui conseillai inutilement la position horizontale jusqu'après son accouchement; et de me faire prévenir quand le travail commencerait.

Quelques jours après je fus atteint d'une maladie qui mit longtemps mes jours en danger, et quand l'accouchement de cette femme commença, je fus aussitôt prévenu et conseillai d'aller chercher un autre confrère. J'ai su depuis que pour terminer l'accouchement , le forceps avait été appliqué trois fois inutilement et qu'il ne put être achevé que par la version comme dans le fait précédent.

Les auteurs classiques donnent dans ces complications le conseil de soutenir la membrane muqueuse du vagin , de la faire rentrer, si on le peut, pendant le cours du travail et de le terminer par l'application du forceps.

On peut voir par les deux faits que je rapporte, combien de fois ce précepte souffre d'exceptions , et s'il ne serait pas plus rationnel de lui préférer tout d'abord la version quand toutefois les organes seraient assez bien disposés pour qu'elle pût se faire.

De la mort subite après l'accouchement.

Il y a peu d'état plus digne d'appeler l'intérêt des accoucheurs que celui des morts subites après l'accouchement.
Les anciens s'en étaient peu occupés, et, il y a bien peu
de temps, que de nos jours, l'attention a été attirée sur ce
point, c'est une question à l'ordre du jour que l'Académie
de médecine vient, cette année même, de mettre au concours. Comme pour toutes les questions difficiles, il n'y a
qu'avec des matériaux recueillis avec bonne foi, contenant
avec une scrupuleuse exactitude les conditions où étaient
placées les femmes qui en ont été frappées, et par des autopsies faites avec soin, que l'on arrivera un jour à lever un
coin du voile qui couvre cet obscur sujet. Par cette voie
seulement on arrivera, non pas à guérir les malades (car
il n'y a pas de guérison pour qui échappe subitement, au
moment où on y compte le moins) ; mais à prévenir ces
terminaisons brusques, à les empêcher d'arriver quand on
connaîtra mieux les conditions sous l'influence desquelles
elles se montrent.

J'en ai recueilli trois observations : l'une survenue
à la Maternité vingt-quatre heures après l'accouchement ; deux autres dans une pratique particulière ; l'une
survenue moins d'un quart d'heure, l'autre moins d'une
heure après l'accouchement. Je les livre à la publicité,
pour apporter mon grain de sable à l'édifice que la science
construira un jour, sur cette terrible affection.

22e OBSERVATION.

*Multipare.—Présentation du tronc. — Évolution spontanée
à terme.—Mort subite moins d'un quart d'heure après le tra-*

vail, *qui a duré cinquante-six heures.* — Il y a 20 ans, je fus appelé à 30 kilomètres de Poitiers, pour faire une version. Quand j'arrivai je trouvai une femme fatiguée par une grossesse pénible, et par plus de cinquante heures de souffrance. L'enfant était en première position de l'épaule droite. Aussitôt que la sage-femme eut reconnu la présentation, à la sortie du bras, elle avait mandé un médecin plus rapproché. Il avait essayé de reporter le bras sorti dans l'utérus après de laborieux efforts ; ce qu'attestait une très-large ecchymose de l'épaule et du thorax de ce côté : et, à la première contraction utérine, le bras ressortait aussitôt. Il était rentré, puis expulsé de nouveau. Lorsque j'arrivai, le bras était tellement pendant que l'épaule était à la vulve, engagée déjà dans le détroit inférieur. En touchant, la première chose que le doigt rencontrait, était un large espace intercostal qui ressemblait, à s'y méprendre, à la suture longitudinale, car le tronc était ployé sur le côté droit. Les fesses glissant devant la symphyse sacro-iliaque droite étaient rendues sur le plancher du bassin ; la tête placée au-dessus de la cavité cotyloïde gauche. A chaque contraction le tronc avançait et l'*évolution spontanée s'opérait.* Arrivé à ce degré, il était facile de voir que la version offrait peu de chance. Je l'essayai cependant, mais les douleurs qui étaient éloignées, lentes, se réveillaient avec une grande intensité quand la main pénétrait à grande peine, dans les organes, et aussitôt l'évolution spontanée faisait un pas, si bien que deux heures après les fesses et les cuisses se dégageaient au dehors vers la symphyse sacro-iliaque droite. Après elle, le second bras et la tête sortirent seuls. (J'ai donc assisté à ce mécanisme curieux de l'évolution spontanée, dont je ne peux parler ici comme étant hors de mon su-

jet). L'enfant volumineux était mort, il n'y avait pas dix
minutes que nous attendions que l'utérus se contracta pour
faire la délivrance, que sans *hémorrhagie* (la sago-femme
lui frictionnant le ventre), la malade lui dit : *j'y vois trou-
- ble, je m'en va.* Nous nous approchons d'elle, en moins
d'une seconde : elle était morte. Le placenta était décollé
et dans le vagin.

23° OBSERVATION.

*Primipare rachitique. — Présentation du sommet. — For-
ceps. — Version. — Mort une heure après l'accouchement qui a
duré quarante-huit heures.* — Je fus mandé auprès d'une
ouvrière qui, malgré sa structure difforme, s'était mariée,
était devenue mère. Sa grossesse avait été très-pénible,
elle ne pouvait pas respirer et était infiltrée. Il y avait
déjà bien des heures que la tête était dans l'excavation
du bassin, en première position, avec une énorme bosse
sanguine, quand j'arrivai auprès d'elle ; soit que des contractions fussent trop faibles ou qu'il y eut malformation
du bassin, ce que je n'ai pu constater, le travail n'avançait
pas. Aussitôt j'appliquai le forceps sans trop de difficulté.
Après quelques tractions, il glissa, je le réappliquai avec
plus de soin, si c'était possible, il glissa encore. Alors je
fus chercher les pieds. L'enfant était mort. La délivrance
eut lieu sans hémorrhagie. Le lendemain on vint me dire
qu'une heure après mon départ, elle était morte sans
qu'on sût comment.

Aucun traité d'accouchement ne parle des morts subites.
Les causes qui les produisent ne sont pas encore con-
nues ; cependant, dit M. *Aran*, dans sa thèse de concours,
dans quelques-uns des cas qui se groupent sous ce titre,

il doit exister des lésions que la science découvrira un
jour. A défaut d'autopsie dans ces deux cas la physiolo-
gie permet de nous rendre rationnellement compte de la
mort.

Chez la première femme faible, l'accouchement se fit
en présentation du tronc et par un mécanisme non naturel. L'enfant vint en double ployé sur son côté droit. Tout
le tronc fut violemment pressé par des contractions utérines qui durent être bien énergiques quoiqu'éloignées vers
la fin, pour l'expulser dans cette position, surexcitées de
temps à autre par les manœuvres de la version. Il a fallu
toute la malléabileté, pour ainsi parler, du tronc et des
chairs d'un nouveau-né, pour que son corps se moulât dans
la cavité où il descendait et en pût remplir pour s'y loger,
le plus petit espace. Dès lors, les efforts durent épuiser le
système nerveux de la femme dont l'incitation continuelle,
put bien surexciter sans cesse l'encéphale et la moelle ;
mais qui dut tomber aussitôt après l'accouchement dans
un collapsus dont la malade ne put se relever. Pressé ainsi
dans le bassin, le tronc du fœtus dut en gêner tous les organes ; comprimer les vaisseaux, l'aorte, les iliaques ; re-
fouler le sang vers les parties supérieures ; fournir par là
au système nerveux, les éléments de sa surexcitation mo-
mentanée. Quand l'enfant a été chassé au dehors, le sang
a dû se précipiter dans les parties inférieures, et alors l'innervation, privée tout à coup d'une grande partie de l'élément qui la produisait et la réparait sans cesse, est tom-
bée au-dessous de l'état normal. Ainsi, *j'y vois trouble, je*
meurs, furent les dernières paroles de cette femme, parce
que le sang coulant alors et subitement dans les vaisseaux
des membres inférieurs, cessa d'exciter le cerveau, pro-
sit dui une *syncope*, dont elle ne put se relever. C'est donc

le cerveau et non le cœur qui a fléchi le premier. Ce n'est donc ni le défaut d'hématose, ni la perte de sang, puisqu'il n'y en a pas eu de perdu, qui l'ont fait mourir.

Dans la seconde observation, nous voyons une femme à poitrine déformée, bossue, dont tout le monde disait qu'elle ne survivrait pas à sa couche, oppressée, infiltrée, accouchant péniblement par une opération, quand ses forces sont déjà épuisées. Dans le cours du travail, les contractions avaient été ce qu'elles pouvaient être chez une telle malade, vives par moment mais éloignées, jusqu'à ce qu'elles fussent arrivées à l'inertie. La délivrance faite, la gêne de la respiration continua et l'épuisement des forces, suite des efforts et de la longueur du travail, la fit périr une heure après. Elle ne succomba pas non plus à une perte de sang, car elle n'en perdit pas. Mais chez elle l'hématose était incomplète, il y avait infiltration, par conséquent surabondance d'eau dans le sang. L'augmentation de fluidité du sang, devait coïncider avec la diminution de la fibrine et des globules, et produire cet état particulier du sang, sur lequel M. *Cazeaux* a, dans ces derniers temps, appelé l'attention des accoucheurs. Ne connaissant pas cette femme, je n'ai pu ni m'informer de ses antécédents, ni analyser son urine. Manquant de ses éléments organiques, le sang n'aura plus suffisamment excité le cerveau qui déjà épuisé par la longueur du travail et la douleur, aura amené l'affaissement subit de tout l'organisme.

24e OBSERVATION.

Accouchement naturel en deuxième position du sommet. —
Mort subite vingt-quatre heures après l'accouchement. —
Trente-six heures de travail. — Autopsie. — Une fille de la

campagne, 21 ans, d'une force moyenne, primipare et à
terme, vint accoucher à la Maternité. Elle éprouvait dans
les derniers temps des malaises qui ne l'arrêtant pas, ne
me permirent pas de l'examiner. Son accouchement,
quoique long, n'offrit rien à noter. Les douleurs avaient
été vives, puis s'étaient éloignées. La tête depuis longtemps au détroit inférieur, n'en fut expulsée qu'après de
violents efforts. Délivrance facile, point d'hémorrhagie.
L'écoulement sanguin fut moins abondant qu'il n'aurait
dû être. Elle se trouvait mal à l'aise sans rien accuser de
particulier. Puis à sept heures du soir, vingt-quatre heures après son accouchement, elle mourut sans présenter
rien qui pût obliger la sage-femme à me faire prévenir.

Trente-six heures après j'ai fait l'autopsie. Il n'y avait
point d'hémorrhagie interne. La cavité utérine vide sans
portion de placenta restée, présentait au fond la trace
de l'insertion de l'organe et les débris de la muqueuse
caduque. Le col brun, béant, ecchymosé, de même que
le vagin et la vulve. Le col était de plus était fendillé. Le
cerveau ouvert n'a offert qu'un peu de sérosité transparente dans les ventricules; rien dans ses membranes.
Cœur, poumons, gros vaisseaux, péritoine, tous les organes étaient sains.

Qu'est-ce qui a donc pu faire périr cette fille ? Évidemment la longueur du travail. La violence des derniers ef-
orts pour expulser la tête, ont épuisé l'influx nerveux
qui s'est plus lentement arrêté que dans les deux faits
précédents, sans que la réaction ait pu se faire. Y avait-il
chloro-anémie ? Il est certain que cet état du sang dans
l'état puerpéral doit avoir une immense influence sur la
mère et son système nerveux. Car nous savons combien
les femmes, en dehors de l'état de gestation, atteintes de

chlorose sont sujettes aux syncopes. Et nous savons aussi, depuis les travaux de M. *Cazeaux*, combien cette maladie est fréquente chez les femmes. La position, assise ou debout chez les individus affaiblis ne suffit-elle pas pour provoquer des syncopes ? J'ai vu bien des fois à la Maternité des femmes très-heureusement accouchées, éprouver des tintements d'oreilles, des sueurs, des nuages devant les yeux, des défaillances, quand on les faisait s'asseoir seulement pour les changer de linge. S'il y a alors chloro-anémie, de là à une suspension définitive de l'innervation cérébrale, il n'y a qu'un pas, et, une fois produite, rien ne peut plus la faire disparaître.

Tels sont les faits que j'ai vus. C'est, basé sur eux, que je me suis tracé la ligne de conduite suivante, à la Maternité ou dans ma clientèle personnelle, dans l'intention de prévenir des états si fâcheux, en l'absence de toute notion à cet égard dans les écrits des accouchements : 1° on ne doit jamais trop se presser de faire la délivrance, afin que le placenta, resté dans l'intérieur, n'en diminue pas trop rapidement le volume, pour ne pas permettre au sang un passage trop rapide dans les parties inférieures.

2° Laisser la femme le plus longtemps possible sur le lit de douleur. La changer de linge sans l'asseoir, et la glisser dans son lit nouveau sans la soulever.

3° Intervenir plus promptement qu'on ne le fait d'ordinaire avec le forceps, surtout quand la tête est depuis plusieurs heures sur le plancher du bassin, opération alors sans danger, plutôt que de laisser épuiser les forces en efforts trop prolongés. On doit remarquer que la moyenne de la durée du travail est de douze à treize heures chez les primipares, et qu'elle a été de trente-six heures chez la plus favorisée de ces trois malades. Or, n'est-il pas ration-

nel de l'abréger quand on peut le faire sans danger pour
la mère ; et n'est-il pas contraire aux lois de la physiolo-
gie de laisser épuiser les forces d'une malheureuse femme
dans un travail dont les plus favorisées ne sortent que
brisées, inondées de sueur et toutes tremblantes ?

4° Donner à la mère des cordiaux pour soutenir ses
forces, un peu de vin sucré étendu des deux tiers d'eau,
des consommés dans ces cas seulement et serrer le ventre
après la délivrance avec un bandage de corps bien appliqué.

J'ai lu et entendu dire à des médecins instruits, que ces
morts subites pourraient bien être le résultat de l'introduction de l'air dans la circulation et dans le cœur, par
les veines utérines, béantes. Cette explication ne peut pas
être admise. Quand il est arrivé à *Dupuytren* de voir mourir
entre ses mains une fille qu'il opérait d'une tumeur au cou,
l'introduction de l'air dans les veines en était, en effet, la
cause. M. *Bérard* a donné une explication toute anatomique de ces cas. Il a démontré que quand on opérait sur
le cou ou près de la poitrine, que là les veines étaient
adhérentes aux tissus divisés, soit par des tissus aponé-
vrotiques, ou des lames celluleuses très-multipliées dans
ces régions, ou par des adhérences morbides. La veine
ainsi adhérente restait béante après sa division, de sorte
que pendant la respiration l'aspiration de l'oreillette droite,
quand elle se remplit de sang, fait pénétrer l'air dans la
veine, qui ne peut plus, dès lors, s'aplatir, s'affaisser sur
elle-même, se fermer. Mais dans la matrice il ne peut en
être ainsi. Si les veines adhérentes au tissu de l'organe
restent béantes, ouvertes, il y a alors hémorrhagie par
inertie qui empêche l'air de pénétrer à cause de la sortie
continue du sang. Nous avons vu qu'il n'y avait pas eu hé-

morrhagie dans mes trois observations, et par conséquent que le retrait de l'utérus qui a fermé les orifices des veines divisées a dû empêcher la pénétration de l'air dans leur tube. Dans la théorie de M. *Bérard,* ce n'est que dans des veines situées près du cœur que cette aspiration de l'oreillette du cœur peut se faire sentir ; les veines utérines , en supposant qu'elles restassent ouvertes, en sont beaucoup trop éloignées pour que cette influence puisse s'y faire sentir. L'explication n'est donc pas physiologique, admissible. Il est certain que les morts subites après l'accouchement sont produites par des causes très-diverses, et susceptibles d'explications très-différentes.

En soumettant à une analyse rigoureuse quelques-unes des observations qui, dans ces derniers temps, ont été publiées sous le titre de *Mort subite après l'accouchement*, il y en a plusieurs qui ne doivent pas rentrer dans l'ordre de ce genre d'accident, mais être rapportées à d'autres états pathologiques, que l'on observe aussi dans des conditions tout à fait différentes, opposées même, et dont l'état principal n'est qu'un phénomène accidentel, de hasard. Une observation que je trouve dans les séances de la Société médico-pratique de Paris, de novembre et décembre 1856, me semble rentrer dans cette catégorie.

Voici ce fait :

Mme X. , 27 ans, d'une constitution lymphatique, bien portante, devint enceinte. Sa grossesse fut régulière. Le 17 septembre 1856, à cinq heures du matin, les douleurs survinrent, et s'arrêtèrent pour reparaître le lendemain, 18, à la même heure. Les douleurs étaient éloignées et le doigt trouvait le col fermé. Le travail était lent. Bain de une heure à deux heures, et à sa sortie on put reconnaître le sommet. Quand la dilatation fut complète, l'accoucheur rompit la poche des eaux et à huit heures du soir naquit une fille. Il fallut faire la délivrance. Le lendemain 19, l'accouchée était bien, sans douleur dans le ventre, les lochies coulaient bien. *Tilleul, lav., bain.*

Le 20, la fièvre a débuté hier soir 19, vingt-quatre heures après l'accouchement, à la suite d'un frisson ressenti au moment où elle prenait le lavement. Les seins sont durs, le ventre souple. *Repos, diète.*

Le 21, la fièvre de lait persiste. Il y a un pue de délire la nuit, ou plutôt loquacité. La face est injectée, les yeux normaux, les seins durs, le pouls fréquent. *Il y a autour du cou, sur les seins, autour des poignets, une éruption miliaire bien caractérisée.* Il n'y en a pas ailleurs. La malade demande instamment à être changée de lit, ce qui a lieu en prenant les précautions nécessaires pour qu'il n'y ait pas de refroidissement. Dans la soirée, la loquacité revint et la fièvre se montra plus forte sans que la malade s'en plaignit. Rien dans la nuit qui ne fut ni plus ni moins agité que pendant la précédente. Vers les quatre heures du matin, à un mouvement de la main qui étonna la garde malade, succéda un calme profond. On fit prévenir le médecin. La malade était morte, quand il arriva, soixante-dix heures après l'accouchement. Rien, dans les interrogations et les recherches qu'il fît, ne put lui apprendre la cause de cette mort si inattendue.

Dans la discussion qui a suivi cette observation, un membre rapporta un fait analogue. Il avait été mandé, en l'absence du médecin ordinaire, auprès d'une dame accouchée depuis cinq jours, en proie à quelques symptômes alarmants. Depuis deux jours les lochies ne coulaient plus, et *la peau était partiellement recouverte d'une éruption miliaire.* Il y avait eu dans la nuit un peu de délire et des idées incohérentes. Au matin elle paraissait mieux. Mais à midi, la malade devint plus mal, et à midi quelques minutes, elle était morte.

Deux autres membres prétendirent que ces cas ne devaient pas être rangés parmi ceux de mort subite chez les nouvelles accouchées. Je partage complétement cette manière de voir.

L'état de couche n'a été qu'un épiphomène dans une maladie plus grave, qui existait en puissance, en incubation, dans l'économie au moment du travail de l'enfantement, comme cela se voit dans les fièvres éruptives ; et qui est apparue aussitôt l'accouchement. Depuis l'épidémie de suette miliaire, en 1845, qui a sévi en ville, nous voyons de temps à autre, des éruptions miliaires simples, comme chez ces deux malades. En dehors de l'état puerpéral, les malades succombent avec une rapidité à laquelle nous n'étions pas auparavant habitués. Dans ces deux cas, l'état puerpéral a pu et dû hâter la marche fatale d'une maladie qui serait survenue quand bien même ces malades ne seraient pas accouchées.

Dans la première observation, la fièvre s'est développée plutôt que d'ordinaire, vingt-quatre heures après l'accouchement, par des frissons, puis survinrent du délire, de la loquacité et une éruption bien caractérisée de miliaire (mais je dois ajouter très-irrégulière) autour du cou, des poignets et sur les seins seulement. Puis dans la soirée suivante la fièvre augmenta, la loquacité reparut. Dans cette forme de la maladie et dans l'enchaînement de ses symptômes, nous y aurions trouvé une apparence insidieuse, cachée, du génie intermittent et la prudence nous aurait fait administrer du sulfate de quinine (ne fut-ce qu'à titre préventif), à dose élevée, qui a quelquefois réussi dans des circonstances analogues ; tout en combinant ce moyen avec des indications nées des autres circonstances de la maladie.

De la fièvre puerpérale épidémique.

Pendant les treize années dont je retrace les faits principaux, j'ai eu à étudier une épidémie de fièvre *puerpérale*.

L'encombrement n'a dû ni pu jouer aucun rôle dans la production de cette maladie, car, comme on peut le voir d'après les tableaux ci-dessus, le nombre des femmes qui sont venues chaque année chercher des secours à cet hospice n'a guère dépassé quatre-vingt.

Jamais il ne s'est trouvé plus de cinq ou six malades dans le même moment et ce nombre n'y a été qu'un accident. La moyenne ne s'est pas élevée au-dessus de trois. L'infirmerie où elles sont placées après leur accouchement est vaste, éclairée par deux larges croisées placées au nord, pourvue d'une vaste cheminée où les miasmes sont promptement entraînés. Elle ne contient que cinq lits. La ventilation est donc aussi prompte que possible ; les miasmes facilement annihilés par les courants d'air. Le nombre des filles qui attendent dans l'établissement pour y faire leur couche n'a jamais dépassé douze. L'encombrement auquel on a fait jouer un si grand rôle à certaines époques, et dans ces derniers temps, n'a donc été pour rien dans la production de cette maladie.

— Il n'est donc pas plus facile de dire pourquoi les fièvres puerpérales ont été épidémiques dans l'hiver de 1849 et 1850, que de dire pourquoi en 1845 pour la première fois la ville a été frappée d'une épidémie de *suette* ; en 1855 de fièvre typhoïde, ou pourquoi l'angine couenneuse, in-

connue des anciens médecins du département, a sévi et
fait tant de ravages, cette année, dans un grand nombre
de communes rurales du département et des départements
voisins.

Déjà pendant l'hiver 1846-1847, dont la température
avait été plus douce, où quelques gelées l'avaient à peine
fait descendre au-dessous de zéro, cette fièvre avait fait
son apparition. Mais j'avais été assez heureux pour ne
perdre aucune malade.

En 1849, au contraire, dès les premiers jours de décembre, la température s'est considérablement abaissée,
et dès cette époque, les convalescences sont devenues
plus longues et les guérisons se sont faites longtemps attendre. Les mois de janvier et de février suivants, furent
remarquables par l'abaissement de la température. La
persistance de la neige et son apparition fréquente, dans
une contrée où, d'ordinaire, elle couvre peu de jours la
terre et ne tombe qu'assez rarement. Alors les péritonites,
les métrites, les ovarites puerpérales se déclarèrent avec
une intensité effrayante, et je perdis, coup sur coup, et
dans la même semaine plusieurs malades. Après ces insuccès inusités qui me frappèrent vivement, ces maladies
semblèrent s'arrêter. Alors la température s'était élevée,
et quelques rayons de soleil semblaient faire présager la
fin de la saison rigoureuse. Mais vers le milieu de février
elle s'abaissa encore, la neige reparut de nouveau et cou-
vrit longtemps la terre, et alors toutes les femmes qui y ac-
couchèrent furent enlevées avec une intensité croissante.

Cette coïncidence de l'apparition et du retour de ces
fièvres puerpérales avec l'abaissement continu de la température, frappèrent mon attention. Dans les premiers
jours de mars, je fis aussitôt transporter les malades dans

un dortoir, non plus exposé en plein nord et sans garan-
tie aucune contre le froid ; comme j'ai dit que l'était la
première infirmerie ; mais, au contraire, mieux exposé et
éclairé par deux vastes croisées, s'ouvrant au levant et au
midi. J'eus soin que la température y fût constamment
tenue élevée par un feu continu entretenu nuit et jour.

Bien que depuis ces changements j'aie eu à traiter dans
cette nouvelle salle successivement douze malades, trois
seulement ont succombé ; j'en avais perdu cinq sur huit
dans les autres conditions et avant que j'eusse pris cette
mesure. L'influence de la cause déterminante me paraît
donc d'une évidence incontestable, et sur trente-deux
malades que j'ai eu à traiter de ces fièvres pendant quatre
à cinq mois, j'ai eu la douleur d'en perdre dix-sept, c'est-à-
dire la moitié. Proportion effrayante, sans doute, mais qui
paraîtra minime quand on saura que dans les épidémies de
la Clinique et de la Maternité à Paris ou des grandes villes
comme Londres, Berlin, Nantes, Lyon, etc., la plupart des
femmes périssent ; à ce point, qu'on n'a pu trouver à opposer à ce fléau que la dissémination des malades et la fer-
meture des établissements où il sévit. Pendant toute la
durée de ces fièvres, je n'ai été obligé d'intervenir auprès
d'aucune de ces malades. Le travail ayant été aussi heureux
que possible. Il n'y a donc nulle cause traumatique qui ait
dans aucun de ces cas, fait penser qu'une opération pût
être cause du développement de cette affection.

La proportion de mes pertes de la fièvre puerpérale a
donc été de une femme morte sur quarante-deux accouchées, et sur le nombre total des femmes de la Maternité,
pendant ces treize années.

Aucun fait n'a été de nature à même faire soupçonner
la contagion.

Une autre circonstance dont je dois également tenir compte, ce fut l'effet moral, la peur que produisit sur celles qui attendaient et sur les nouvelles accouchées, la mort rapide de leurs compagnes. Plusieurs de ces femmes dans ces conditions là, me dirent, après la délivrance la plus heureuse ; je mourrai aussi moi de la maladie; et leur triste présage se réalisa toujours. D'autres voulaient quitter l'établissement avant leurs couches.

Pour qui connaît l'ébranlement nerveux que l'état de gestation détermine chez la femme, et la vive impressionnabilité où elle se trouve pendant quelque temps après la couche, il est facile de se rendre compte de cette influence morale. Mais ce qui prouve cependant qu'elle ne doit être rejetée qu'au second rang, c'est qu'à la même époque il a été d'observation en ville que les suites de couches ont été plus pénibles ou suivies de fièvre, la convalescence plus longue ; et pour ma part, j'ai eu à soigner dans le même temps cinq fièvres puerpérales, dont deux survenues à la suite d'avortement; trois ont succombé.

J'ai, à la même époque, visité une femme à la campagne, deux jours avant sa mort, cinq semaines après l'accouchement, atteinte de cette maladie.

Toutes les malades qui ont succombé ou guéri avaient été prises de diarrhées pendant plus ou moins de temps avant leur couche. Cette remarque n'est pas, d'ailleurs propre à cette épidémie, cet état est général à la Maternité de Poitiers, ce que j'attribue à la misère profonde où se trouvent ces femmes avant leur entrée, à la mauvaise qualité ou à l'insuffisance de leur alimentation ; arrivées à l'hospice, elles ne peuvent se rassasier d'un pain d'ailleurs très-bon. La nourriture devenue abondante et animalisée surchargeant leur estomac, ne manque pas, au

bout de peu de semaines, de les fatiguer et de produire
ces diarrhées qui sont toujours une fâcheuse prédisposition.

Le développement de ces fièvres puerpérales n'a pas
suivi la marche des inflammations du ventre qui laissent
des traces semblables à celles que je décrirai plus loin.
Chez bon nombre de ces malades et après des couches
très-promptes, heureuses et sans aucun accident, on rencontrait après quelques heures seulement, ou un ou deux
jours passés dans l'état le plus satisfaisant, des douleurs à
une légère pression sur l'un ou l'autre côté de la matrice,
plus rarement sur sa face antérieure. Les lochies et les
pertes de sang continuaient souvent les premières quarante-huit heures après l'accouchement. Chez le plus petit
nombre, elles diminuaient où s'arrêtaient. Le pouls dans
les heures qui suivaient l'accouchement devenait plus fréquent que d'ordinaire ; il y avait de la chaleur à la peau.
Cet état qui n'était point l'état physiologique qui suit l'accouchement, sans être encore un état maladif, disparais-
sait promptement chez les unes, et chez les autres était
bientôt suivi des phénomènes suivants. Le frisson poussé
quelquefois jusqu'au tremblement suivait bientôt cet état.
Ces frissons étaient irréguliers dans leur apparition, mais
revenaient plusieurs fois moins longs, moins intenses que
le premier. La chaleur de la peau augmentait, la soif devenait plus grande, il survenait quelquefois des nausées
sans être constantes. Ces frissons manquaient chez quelques femmes. Chez d'autres une difficulté de respirer, de
l'anxiété, annonçaient que déjà un désordre grave commençait. Il semblait que les malades craignaient de respirer, et cependant le ventre n'était point encore tendu. Il
n'y avait qu'un peu de douleur sur les côtés de l'utérus,

vers l'une ou l'autre fosse iliaque, que la pression exagé-
rait. Cette crainte de respirer, même avant le frisson, et
les nausées étaient pour moi un signe certain de l'inflammation de l'utérus du péritoine ou des annexes. La fièvre
de lait n'avait pas lieu, les seins se flétrissaient, les vomissements étaient rares, et chez beaucoup d'entre elles
il n'y en eut pas. Loin de là, plusieurs de celles qui suc-
combèrent et dont l'autopsie montra des traces d'inflammation des plus manifestes n'en furent pas atteintes. Les
vomissements furent donc loin d'être constants, et quand
ils se montrèrent chez quelques femmes, ce ne fut qu'une
ou deux fois et en petit nombre. Le pouls variable de 90 à
130, 160 pulsations par minutes, était serré au début, puis
mou et large plus tard. Il survenait de temps à autre chez
quelques-unes d'entre elles, des sueurs plus ou moins abondantes, sueurs qui quoique n'étant pas régulières dans leur
retour, ni précédées de frissons, m'ont cependant engagé
à leur opposer le sulfate de quinine. Si la maladie empirait, il survenait de la diarrhée, où celle qui existait avant
l'accouchement augmentait. Symptôme qui, pour moi, a
toujours été fâcheux ; que les astringents, les opiacés
arrêtaient quelquefois ; mais qui était toujours un signe
de mort prochaine quand elle devenait involontaire. Après
quelques jours de cet état avec des alternatives de mieux
ou de pire, la langue se séchait, devenait râpeuse, la soif
augmentait, l'amaigrissement survenait rapidement ; les
yeux s'excavaient, la peau de la face prenait une teinte jaune
sale; il survenait du subdélirium la nuit; l'intelligence était
peu altérée ; le jour elles semblaient prostrées, affaissées,
mais elles étaient tirées de cet état à la première question.
Si au début les douleurs étaient vives, plus tard les malades
ne se plaignaient guère et disaient qu'elles souffraient peu. Il

y avait alors de l'insensibilité. Les femmes succombaient dans cet état quelquefois trente-six ou quarante-huit heures (c'était le plus petit nombre), ou après sept à huit jours, une d'elle succomba la cinquième semaine, elle allait mieux et marchait vers la convalescence, lorsque pendant la nuit elle se leva pour aller boire de l'eau froide, la température étant au-dessus de zéro. Cette fille n'a eu qu'un seul vomissement la veille de sa mort. Le délire qui précédait toujours la mort de quelques jours n'était jamais bruyant.

Telle a été la marche de cette maladie qui est loin d'être celle des inflammations franches. Il y avait un abattement moral des plus grands, et aussitôt que ces femmes se voyaient prises par la fièvre, elles disaient qu'elles allaient mourir.

En groupant les principaux symptômes de cette épidémie, je n'ai voulu présenter qu'un résumé succinct de ses caractères et de sa marche, et non entrer dans le développement successif de chacun de ces symptômes. C'est une maladie assez connue de ceux qui ont l'habitude de suivre des femmes en couche, pour qu'il puisse être facile de la reconnaître et de la diagnostiquer. C'est donc le caractère propre, particulier à cette épidémie toute locale, que j'ai voulu faire connaître ; ce n'était donc pas quand le frisson ou le tremblement se manifestaient, quand la maladie s'aggravait, prenait une marche inquiétante et souvent déjà au-dessus des ressources de l'art, que l'attention du médecin devait être fixée ; car, alors, les symptômes se déroulaient tellement vite, la marche en était si rapide que le moment le plus opportun pour agir passait promptement. La rapidité de la marche de la maladie gagnait souvent en vitesse la médication la mieux dirigée,

et le temps nécessaire pour que ses effets pussent être
appréciables manquait souvent.

C'était donc sur les premières heures qui suivaient
l'accouchement, sur celles qui précédaient le frisson, sur
les phénomènes qui se passaient alors, que le médecin
devait fixer son attention, c'était alors qu'il devait commencer le traitement pour qu'il pût être fructueux et utile.
En cela la fièvre puerpérale épidémique ressemble à beaucoup d'autres maladies. C'est pour ainsi dire quand elle
est en incubation et avant que ses symptômes se soient
montrés ou développés complétement qu'il faut la combattre. Ainsi, on voit pendant certaines épidémies de
scarlatine, l'angine couenneuse, gangreneuse, débuter,
commencer, et si on ne l'arrête pas immédiatement par
un traitement approprié et énergique, trente-six ou quarante-huit heures après il n'est plus temps. Quoi qu'on
fasse, quelle que soit la médication, l'éruption disparaît
et la gangrène de la gorge emporte le malade. De même
dans la diphthérite, la fièvre typhoïde épidémique, etc.

Ainsi donc, dans la fièvre puerpérale, il faudra quelques heures seulement après l'accouchement et jusqu'à ce
que la fièvre de lait soit passée, et plusieurs fois par jour, si
c'est possible, visiter ses malades. Si le pouls devient fréquent, si la soif augmente, si, en palpant la région de
l'utérus et en le pressant sur les côtés, à l'attache des
ligaments larges, le médecin développe de la douleur, si
en même temps, et par une coïncidence fâcheuse, il y a
de la diarrhée, c'est qu'il se développe un point flegma-
tique dans l'utérus ou ses annexes. C'est alors qu'il faut se
hâter d'agir promptement et rapidement par des sangsues,
des vomitifs, etc. Les malades ne peuvent apprécier elles-
mêmes cette première période du mal qui débute souvent

quelques heures seulement après la couche, quelquefois
un jour ou deux au plus tard, d'une manière latente, insidieuse. On a même dit que ces premiers signes se mon-
traient dans les derniers jours de la grossesse ou pendant
le cours d'accouchement. Les accouchées peuvent se re-
tourner dans leur lit, s'asseoir ou se lever sans éprouver
de douleur ; ce n'est donc qu'en les cherchant, que le
médecin pourra retrouver ces symptômes du début, et
saisir le moment opportun pour agir.

Pendant le cours de cette épidémie, et malgré que ces
femmes eussent séjourné plusieurs mois dans la Maternité avant leur accouchement, je n'ai remarqué aucun
signe qui pût me faire redouter sur elles l'apparition de
la fièvre puerpérale après leur couche, de sorte que l'influence de l'épidémie actuelle ne s'est jamais fait sentir
que plusieurs heures après l'accouchement.

L'anatomie pathologique de cette épidémie, si seule
elle n'a pas pu m'éclairer sûrement sur la nature du mal,
a servi du moins à montrer des lésions variées et nombreuses qui, rapprochées de leur cause, devaient me
guider dans le traitement à suivre, en tenant compte des
antécédents des malades, et de la constitution atmosphérique régnante. Les altérations du péritoine ont dû
nécessairement varier suivant la force de résistance de
chaque malade, et la rapidité de la terminaison de la
maladie.

Si la mort survenait rapidement, en trente-six ou quarante-huit heures, par exemple, cette membrane était
dépolie à sa surface ; dans certains points rosée et d'une
couleur plus foncée ; elle était recouverte comme d'une
sorte d'enduit que l'on enlevait avec le doigt ou en le
raclant légèrement avec le dos du scalpel. La surface

péritonéale des intestins était tapissée d'une matière pois-
seuse, et entre eux on trouvait déposés des lambeaux de
fausses membranes jaunâtres, plus ou moins épais, qui
se déchiraient facilement.

Le petit bassin était rempli d'une sérosité jaunâtre ou
verdâtre, trouble, dans laquelle nageaient des masses
de lambeaux d'un blanc verdâtre. Les fausses membranes
épaisses, larges, étaient déposées sur les organes environ-
nants que je pouvais enlever par longue portion, de dessus
les fosses iliaques et de dessus les parois de l'excavation
du bassin. La quantité de ce liquide était quelquefois de
plusieurs litres, et si la maladie avait été de longue durée
on trouvait les intestins réunis et agglutinés ensemble
par d'épaisses fausses membranes. La séreuse au-dessous
d'elles était d'une couleur brune noirâtre, ramollie. On
en trouvait sur la surface du diaphragme comme sur celle
du foie.

L'utérus par son fond dépassait presque toujours le niveau du détroit supérieur. Incisé dans toute sa longueur
sur sa face antérieure, sa cavité était teinte d'une couleur brune foncée dans toute son étendue. On y voyait
l'insertion du placenta toujours reconnaissable et baignée,
quand des injections n'y avaient pas été faites pendant la
maladie, d'un fluide trouble, sanio-purulent.

Chez une malade, dans l'utérus de laquelle des injections avaient été pratiquées plusieurs fois par jour et pendant tout le cours de la maladie, et dont la dernière avait
été faite cinq heures seulement avant la mort; j'ai trouvé
noté dans l'observation que j'en ai recueillie, que vers la
trompe gauche, on enlevait en la raclant légèrement, une
couche sanieuse, et, de ce côté, comme je le dirai plus
loin, le pavillon frangé de la trompe gauche et la trompe

elle-même étaient infiltrés d'une très-grande quantité de
pus, ou accumulés en foyer. En incisant les points où était
greffé le placenta, on voyait avec la loupe les fibres de
l'organe séparées les unes des autres par une multitude
de vaisseaux qui restaient béants et se continuaient avec
ceux si nombreux du tissu utérin divisé. Le col utérin
était gercé, fendillé, ecchymosé et d'une couleur plus ou
moins foncée, brunâtre. Les déchirures étaient recouvertes d'une couche grise rosée comme sur une plaie qui
se cicatrise.

Les *trompes de Fallope*, tout le long de leur tube,
présentaient des points plus gros que des pois ronds, en
nombre variable, faisant relief. En incisant ces points, il
en sortait du pus jaune, épais, lié. Quelquefois la trompe
était rouge, épaissie, injectée ; son pavillon frangé, ramolli, diffluent, couvert de quelques fausses membranes.
Quelquefois elle avait quatruplé de volume. Le pus dont
elle était infiltrée était mal lié. Les languettes de son pavillon, elles-mêmes infiltrées, volumineuses, épaisses,
d'une belle couleur jaune, en les incisant elles laissaient
écouler un pus plus consistant et plus lié que celui du
milieu de la longueur de la trompe.

Les *ligaments larges* participaient plus ou moins à ces
altérations. Peu ou point revenus sur eux-mêmes suivant
le temps qu'avait duré la maladie, ils étaient quelquefois
infiltrés de pus jaune qu'on aurait pu prendre pour de la
graisse si en pressant avec le scalpel sur le tissu cellulaire
où il était déposé, on n'en n'eut fait suinter des gouttes
de pus assez épaisses pour ne pas permettre d'en mécon-
naître la nature. En divisant ces feuillets péritonéaux, on
voyait des veines rougeâtres qui arrivaient sur les points
où se trouvait le pus, et qui restaient béantes, ne s'affais-

saient plus. On voyait alors leur membrane interne d'un
brun foncé. Les *ovaires* présentaient un aspect analogue,
tantôt ils étaient réunis par des lambeaux de fausses membranes aux organes voisins; quelquefois leur tissu était
triplé, quadruplé de volume et plus ou moins déformé.
Leur membrane péritonéale était tellement diffluente ou
ramollie, qu'elle paraissait enlevée. Les uns étaient rem-
plis d'un pus abondant formant un foyer unique; d'autres
fois les foyers étaient plus petits, il y en avait alors plusieurs, et le tissu propre de l'organe était tellement mou
que mon doigt pénétrait dans sa substance sans aucune
résistance.

Sur un ovaire profondément altéré, les veines restèrent
béantes à la section, et on voyait çà et là quelques va-
cuoles pleines de pus de la grosseur d'un petit noyau de
cerise. L'enveloppe fibreuse ne pouvait être distinguée du
reste du tissu.

Chez une jeune fille j'ai trouvé encore avec toutes les
altérations notées dans les organes du bassin, deux verrées
d'une sérosité teinte de sang abondant dans la lèvre
droite. Une pleurésie hémorrhagique était venue compliquer un état si grave. D'autres fois j'ai trouvé du gonflement dans les articulations et une de ces filles est morte
d'une tumeur blanche du genou, commencée après sa
couche, six mois après, ayant guéri de la fièvre puerpérale.

Je n'ai trouvé nulle part de pus dans les veines ni dans
les vaisseaux lymphatiques, mais je déclare que j'ai considéré comme enflammées ces veines qui restaient béantes
à la section autour des foyers purulents et que je ne les
avais pas cherchées dans l'épaisseur du col utérin, en
arrière ou en avant, comme les beaux travaux de M. *Béhier*

viennent de m'apprendre où il fallait aller les chercher pour les rencontrer pleines de pus. Mais je crois que le pus réuni en foyer ou disséminé le long des trompes de Fallope et les ovaires ou infiltré dans les ligaments larges près de leur attache à l'utérus, était apporté là par des veines, et que c'est pour ne pas les y avoir suffisamment cherché qu'elles n'ont pas été trouvées pleines de pus. Car ces veines qui se voyaient autour de ces foyers de pus, qui restaient béantes quand on les incisait, et dont l'intérieur était d'une couleur rouge foncé, contenaient très-probablement du pus qui s'en était écoulé en ouvrant le foyer où elles se rendaient, ou autour duquel elles rampaient.

Ces lésions dont quelques-unes ont été trouvées chez des femmes qui avaient succombé en quelques jours, et d'autres qui avaient résisté quatre à cinq semaines, sont le résumé succinct des autopsies que j'ai faites de toutes les femmes qui ont succombé. Elles sont semblables à celles qui ont été trouvées dans d'autres épidémies de fièvres puerpérales et dues à des causes différentes où opposées.

En lisant l'article *pus-pyogénie* du Dictionnaire de médecine de M. *Bérard*, et à quelques pages plus loin et dans le même volume l'article *fièvre puerpérale* de M. *P. Dubois*, on croirait lire la description de la même maladie faite par deux hommes si éminents et à l'insu l'un de l'autre. Si maintenant j'en rapproche ce que j'ai vu et la description de ces altérations, je me demande en quoi diffèrent ces états, ces maladies. Puisque, quelle que soit la cause de ces épidémies, les symptômes, la marche, les lésions trouvées après la mort sont les mêmes, ne devrait-on pas les considérer comme étant de même nature ? Leur marche plus ou moins rapide et meurtrière,

variable dans chacune de leurs apparitions, comme le
génie épidémique ou l'influence atmosphérique sous laquelle elles se montrent, ne devant en faire varier, mo-
difier ou changer que le traitement.

La basse température, le refroidissement de l'atmos-
phère auquel j'attribue le développement de cette maladie, comme le prouvent ces alternatives d'accroissement
ou de diminution, suivant qu'elle s'abaissait ou s'élevait;
de mieux quand la température s'adoucissait ou montait
au-dessus de zéro, de pire quand elle descendait au-dessous ; le traitement que je lui ai opposé qui a guéri mes
malades, dans une proportion assez grande, relativement
aux guérisons obtenues dans les autres épidémies de fièvres puerpérales, dont les relations nous ont été transmi-
ses ; enfin, les altérations que j'ai rapportées ; tous ces
faits, dis-je, démontrent que ces fièvres étaient de nature
inflammatoire.

Le traitement que j'ai opposé à cette maladie a dû dé-
couler de la cause à laquelle je la rapportais et des idées
que je m'étais faites sur sa nature. J'ai donc mis en usage
les saignées plus ou moins répétées, mais toujours suivant la force du sujet, et seulement au début dans les premiers jours. Je crois que les saignées ne sont pas un bon
moyen. Elles affaiblissent trop, le pouls devient promptement mou sans être irrégulier ; quelques pulsations
semblent fléchir, de sorte que les unes sont plus appréciables au doigt, les autres le sont bien moins. Des sangsues au nombre de quinze à vingt, répétées quand je le
croyais nécessaire, mais de manière à entretenir un écoulement de sang continu. Elles n'ont pas le même inconvénient que les saignées. On peut en placer plusieurs fois sans
danger et les laisser couler. J'ai fait usage chez toutes

mes malades d'onctions d'onguent napolitain sur le ventre
plusieurs fois répétées par jour, à la dose de 25 à 30
grammes chaque fois, et recouvert aussitôt d'un cataplasme ou mieux de fomentations émollientes; quand le
poids du cataplasme fatiguait.

Je dois dire cependant que ce moyen continué avec per-
sévérance a été loin de répondre à mon attente, qu'il m'a
paru sans avantage. Mais un autre médicament tiré de la
même source m'a semblé autrement utile. Le calomélas
employé à dose fractionnée et d'heure en heure, m'a
rendu de véritables services. Plus d'une malade lui a dû
sa guérison; mais toutefois quand il a agi assez rapidement pour produire la salivation. Mais nuisible s'il provo-
quait ou ramenait la diarrhée. Aussitôt que la salivation
s'établissait, je voyais les symptômes s'amender, et le mieux
ne tardait pas à se manifester. Ç'a donc été un moyen
précieux entre mes mains qui ne le cédait qu'aux larges
vésicatoires volants employés sur le ventre, l'enveloppant
comme un plastron, près du début de la maladie; concurremment avec les antiphlogistiques. Plus tard quelques
vésicatoires aux jambes lorsque la maladie empirait. J'ai
combattu les diarrhées qui se sont manifestées, et qui
souvent dataient d'une époque bien antérieure à l'accouchement, par des lavements astringents, de ratanhia, de
laudanum, l'opium à l'intérieur. J'ai toujours considéré
ces diarrhées plus ou moins rebelles, comme un symptôme
très-fâcheux.

D'après la théorie que je m'en étais faite, je pensais
que l'inflammation qui se développait dans le péritoine et
ses annexes, amenant une suppression des lochies et arrêtant tous les mouvements organiques qui doivent se
faire après la couche pour faire rentrer les organes dans

leur état de repos, était la cause de la rétention de la sanie
purulente dans la cavité utérine qui, absorbée par les
veines à peine fermées ou recouvertes d'une muqueuse
très-fine en déliquium, mêlée au sang, ne tardait pas à
l'infecter ou à agir sur les parois des veines, de manière à
les enflammer et à produire ces foyers purulents que j'ai
rencontrés sur toutes celles qui succombaient. Cette théorie m'a conduit, dis-je, à faire pratiquer deux fois en vingt-
quatre heures, des injections émollientes dans la cavité de
la matrice, rendues désinfectantes par une légère dissolution de chlorure de chaux quand les lochies étaient féti-
des, ou avec une dissolution de nitrate d'argent. Tel a été
le traitement qui m'a réussi dans un assez bon nombre de
cas. Il m'a semblé cependant que de ces moyens, ceux
qui m'ont été le plus utiles sont les sangsues à la vulve;
de manière à entretenir un écoulement continu; en même
temps que le large vésicatoire volant placé sur le ventre
et dès le début; le calomélas à l'intérieur quand il pouvait
faire saliver.

Le traitement de ces sortes de maladie ne peut et ne
doit pas être toujours le même, et si les antiphlogistiques
que je viens de prescrire m'ont donné quelque succès, je
suis bien loin de prétendre qu'il doive être toujours pré-
féré. Il devra donc varier suivant la cause présumée et
surtout la constitution atmosphérique régnante, si donc
elle était humide et froide, si la bouche était pâteuse,
amère, et la langue molle et large, je recourrerais à l'exemple de *Doulcet*, à l'ipécacuanha à dose vomitive, aux purgatifs salins. On a vanté comme un moyen utile, mais que
je n'ai jamais employé, la teinture d'aconit à la dose de
5 à 10 grammes dans une potion de 125 grammes, donnée
par cuillerées d'heure en heure dans une tasse de tisane.

Quant au sulfate de quinine que M. *Beau* vient de préconiser dans la fièvre puerpérale, je l'avais aussi employé avec
grand avantage dans l'épidémie de la Maternité de Poitiers, mais guidé par des vues théoriques bien autres que
celles qu'il a exposées. Il l'employait jusqu'à la dose d'un
à deux grammes par jour jusqu'à produire l'ivresse quini-
que comme moyen préventif de cette maladie. Ayant remarqué que chez un assez bon nombre de mes malades,
il survenait de temps à autre, mais non d'une manière régulière, un peu de sueur qui leur faisait mouiller une ou
deux chemises, j'ai cru voir là une sorte de rémittence; et
me suis empressé de saisir l'indication qui se présentait
en administrant le sulfate de quinine; mais seulement à
la dose de 40 à 60 centigrammes. J'ai la conviction que
ce moyen a puissamment aidé à leur rétablissement. Loin
donc de rejeter cette médication, je ne saurais trop la
préconiser, dans les mêmes conditions où elle m'a été si
utile. Chaque fois cependant que le sel a fait reparaître la
diarrhée que j'avais suspendue précédemment, les malades ont succombé.

Dans les saisons où les pays remarquables par leur température élevée et constante et par une chaleur humide,
le vin, les préparations de quinquina devraient être préfé-
rées, combinées avec les toniques doux. Le vin étendu,
une alimentation modérée, composée de consommés, de
légers potages, proportionnée à l'intensité de la fièvre et à
la disposition du malade pour vomir, surtout chez les femmes débilitées par la misère, les privations, seraient d'une
grande utilité. Pendant les convalescences, les ferrugineux
m'ont été d'un grand secours pour les activer.

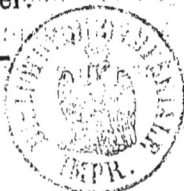

Poitiers. — Typ. de HENRI OUDIN.